AF545939

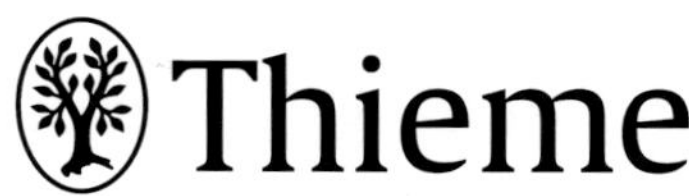
Thieme

Edition Radiopraxis
Strahlentherapie für MTRA/RT

Christiana Lütter

190 Abbildungen

Georg Thieme Verlag
Stuttgart · New York

Dr. Christiana Lütter
Strahlentherapie
MVZ Venusberg
Radiologische Klinik
Siegmund-Freud-Straße 25
53127 Bonn

Bibliografische Information
der Deutschen Nationalbibliothek
Die Deutsche Nationalbibliothek verzeichnet diese Publikation in der Deutschen Nationalbibliografie; detaillierte bibliografische Daten sind im Internet über
http://dnb.d-nb.de abrufbar.

Wichtiger Hinweis: Wie jede Wissenschaft ist die Medizin ständigen Entwicklungen unterworfen. Forschung und klinische Erfahrung erweitern unsere Erkenntnisse, insbesondere was Behandlung und medikamentöse Therapie anbelangt. Soweit in diesem Werk eine Dosierung oder eine Applikation erwähnt wird, darf der Leser zwar darauf vertrauen, dass Autoren, Herausgeber und Verlag große Sorgfalt darauf verwandt haben, dass diese Angabe **dem Wissensstand bei Fertigstellung des Werkes** entspricht.

Für Angaben über Dosierungsanweisungen und Applikationsformen kann vom Verlag jedoch keine Gewähr übernommen werden. **Jeder Benutzer ist angehalten**, durch sorgfältige Prüfung der Beipackzettel der verwendeten Präparate und gegebenenfalls nach Konsultation eines Spezialisten festzustellen, ob die dort gegebene Empfehlung für Dosierungen oder die Beachtung von Kontraindikationen gegenüber der Angabe in diesem Buch abweicht. Eine solche Prüfung ist besonders wichtig bei selten verwendeten Präparaten oder solchen, die neu auf den Markt gebracht worden sind. **Jede Dosierung oder Applikation erfolgt auf eigene Gefahr des Benutzers.** Autoren und Verlag appellieren an jeden Benutzer, ihm etwa auffallende Ungenauigkeiten dem Verlag mitzuteilen.

Rüdigerstraße 14
70469 Stuttgart
Deutschland
Telefon: + 49/(0)711/8931 – 0
Unsere Homepage: www.thieme.de

Printed in Germany

Zeichnungen: Christine Lackner, Ittlingen
Umschlaggestaltung: Thieme Verlagsgruppe
Umschlagfoto: Thomas Möller, Ludwigsburg
Redaktion: Dr. Doris Kliem, Urbach
Satz: Ziegler + Müller, Kirchentellinsfurt
gesetzt mit APP/3B2, Version 9 Unicode
Druck: Grafisches Centrum Cuno GmbH & Co. KG, Calbe

ISBN 978-3-13-165831-9 1 2 3 4 5 6
Auch erhältlich als E-Book:
eISBN (PDF) 978-3-13-65841-8

Vorwort

Wie ich dazu kam, dieses Buch zu schreiben? Man sagte mir: „Schreiben Sie doch mal ein Skript – die Bücher sind so dick!"

Hier ist es …

Ich erhebe keinen Anspruch auf Vollständigkeit, es ist mehr als Repetitorium oder auch Kitteltaschenmemo gedacht. Vor der Lektüre dieses Skriptes sollte der erwähnte Stoff verstanden sein. Sonst bitte ich den Leser, in ausführlicherer Literatur nachzulesen oder nachzuarbeiten. Es ist als Anregung gedacht sowie um einen Überblick zu bekommen, um in der Strahlentherapie die Schlüssel zur Bestrahlung zu drehen und verantwortungsbewusst zu agieren, orientiert an der 2012 aktualisierten empfehlenden Richtlinie des Ministeriums für Gesundheit, Emanzipation, Pflege und Alter (MGEPA) Nordrhein-Westfalen (www.mgepa.nrw.de).

Bonn, im April 2012 *Christiana Lütter*

Widmung

Danke an Felix, Alexander, Angela
und viele hilfreiche Engel mehr sowie an alle Schüler …

Abkürzungen

ABVD-Protokoll Adriamyzin + Bleomyzin + Vinblastin + Dacarbazin
ACO-Protokoll Adriamyzin + Zyklophosphamid + Vincristin
ACTH adrenokortikotropes Hormon; nebennierenstimulierendes Hormon
AFP α-Fetoprotein (Tumormarker)
AMPT α-Methylparathyrosin
a.-p. anterior-posterior
APUD-System Amine Precursor Uptake and Decarboxylation; diffuses neuroendokrines System
ASTRO American Society for Radiation Oncology

BACOP-Protokoll Bleomyzin + Adriamyzin + Zyklophosphamid + Vincristin + Prednison
BALT Bronchial Mucosa associated lymphatic Tissue
BEACOPP-Protokoll Bleomyzin + Etoposid + Adriamyzin + Cytoxan + Onkovin + Prednison + Procarbazin
Bq Bequerel, Einheit des radioaktiven Zerfalls pro Sekunde

C Kohlenstoff
CCNU-Protokoll 1-(2-Chlorethyl)-3-cyclohexyl-1-nitrosoharnstoff, Lomustin
CCT zerebrale Computertomografie
CHOP-Protokoll Zyklophosphamid + Doxorubizin + Vincristin + Prednison
CMF-Protokoll Zyklophosphamid + Methotrexat + 5-FU
COP-Protokoll Zyklophosphamid + Vincristin + Prednison
CR komplette Remission
Cs Cäsium
CT Computertomografie
CTV Clinical Target Volume; Tumorausbreitungsgebiet, klinisches Zielvolumen
CTX Chemotherapie
CUP Cancer with unknown primary Site; Karzinom mit unbekanntem Primarius
CWS Kooperative Weichteilsarkomstudie der Gesellschaft für Pädiatrische Onkologie und Hämatologie

DDD Dichlorethan, Synonym: Mitotane
DNS Desoxyribonukleinsäure

ECE Extracapsular Tumor Extension; extrakapsuläre Tumorausdehnung
ED Einzeldosis
EGF Epidermal Growth Factor; epidermaler Wachstumsfaktor
EKG Elektrokardiogramm
EPICO-Protokoll Epirubicin + Zyklophosphamid + Vincristin
EPJ endoskopisch-perkutane Jejunostomie
EVAIA-Protokoll VAIA-Protokoll + Etoposid

FDP Flächendosisprodukt
F Fluor
FAM-Protokoll 5-FU + Adriamyzin + Mitomyzin-C
FAMTX-Protokoll 5-FU + Doxorubizin + Methotrexat
FAP familiäre adenomatöse Polyposis
FDG Fluordesoxyglukose
FHA Fokus-Haut-Abstand
FIGO Fédération Internationale de Gynécologie et d'Obstétrique, internationale Gesellschaft für Gynäkologie und Geburtshilfe
FKJ Feinnadelkatheter-Jejunostomie
5-FU 5-Fluoruracil

GD	Gesamtdosis
GTV	**Gross Tumor Volume;** makroskopisches **Tumorvolumen**
Gy	Gray, Einheit der Energiedosis, Energie pro Masse
H	Wasserstoff
HCG	humanes Choriongonadotropin (Tumormarker)
HDR	High Dose Rate
HDRBT	High Dose Rate Brachytherapy
HIFU	hochintensiver fokussierter Ultraschall
HIV	humanes Immundefizienzvirus
HNO-Bereich	Hals-Nasen-Ohren-Bereich
HNPCC	Hereditary Non-Polyposis colorectal Cancer; hereditäres kolorektales Karzinom ohne Polyposis
HWZ	Halbwertzeit
I	Jod
ICRP	International Commission on Radiation Protection
Ig	Immunglobulin
IGRT	Image-guided Radiotherapy; bildgestützte Radiotherapie
IMRT	Intense-modulated Radiotherapy; intensitätsmodulierte Radiotherapie
IORT	intraoperative Strahlentherapie
Ir	Iridium
IV	irradiated Volume; bestrahltes Volumen
i. v.	intravenös
JET-PEG	Jejunal Tube through PEG
JÜR	Jahresüberlebensrate
LD	letale Dosis
LDH	Laktatdehydrogenase
LDR	Low-Dose-Rate
LET	linearer Energietransfer
Lu	Luthetium
MACOP-B-Protokoll	Methotrexat + Zytarabin + Zyklophosphamid + Vincristin + Prednison + Bleomyzin
MALT	Mucosa associated lymphatic Tissue
ME	Monitoreinheiten
MLC	Multi Leaf Collimators
MIBI	Methoxyisobutylisonitril
MIBG	Metajodobenzylguanidin
MOPP-Protokoll	Mustargen + Vincristin + Procarbazin + Prednison
MRT	Magnetresonanztomografie
MVAC-Protokoll	Methotrexat + Vinblastin + Adriamyzin + Cisplatin
MVCT	Megavoltage computed Tomography; Megavoltage-Computertomografie
NC	No Change, keine Veränderung
NCH	Neurochirurgie
NK-Zellen	natürliche Killerzellen
NSCLC	Non squamous Cell Lung Cancer; nichtkleinzelliges Bronchialkarzinom
O	Sauerstoff
OEPA-Protokoll	Vincristin + Etoposid + Prednison + Adriamyzin
OER	Oxygen Enhancement Ratio; Sauerstoffverstärkungsfaktor
OPPA-Protokoll	Vincristin + Procarbazin + Prednison + Adriamyzin
p.-a.	posterior-anterior
Pd	Palladium
PDR	Pulsed-Dose-Rate
PEG	perkutane endoskopische Gastrostomie
PE-Protokoll	Cisplatin + Etoposid
PEB-Protokoll	Cisplatin + Etoposid + Bleomyzin
PEI-Protokoll	Cisplatin + Etoposid (VP-16) + Ifosfamid
PET	Positronenemissionstomografie
PET-CT	Positronenemissionstomografie im Kombination mit CT
PLAP	plazentare alkalische Phosphatase (Tumormarker)
PR	partielle Remission
PSA	prostataspezifisches Antigen
PTV	Planning Target Volume; Planungszielvolumen
Pu	Plutonium
PUVA	Psoralen + UV-A-Strahlen

PVB Cisplatin + Vinblastin + Bleomyzin

Ra Radon
RBW relative biologische Wirkung
Re Rhenium
Rh Rhodium
Rn Radon
RO Risikoorgan
Ru Ruthenium
RT Radiatio, Bestrahlung

SA Sicherheitsabstand
SCLC Squamous Cell Lung Cancer; kleinzelliges Lungenkarzinom
SN Sentinel Node; Wächterlymphknoten
SOP Standard Operation Procedures
Sr Strontium
SS Sicherheitssaum
STH somatotropes Hormon; Wachstumshormon
Sv Sievert, Dosis, die die verschiedenen Strahlenarten, mit ihrer Wichtung multipliziert, entsprechend applizieren

Tc Technetium
TD Toleranzdosis
TER Thermal Enhancement Ratio; Hyperthermie-Verstärkungsfaktoren (im Tierexperiment)
Tl Thallium
TNM-Klassifikation Tumor-Node-Metastasis-Klassifikation
TSH thyreotropes Hormon
TURB transurethrale Blasenspiegelung/-resektion
TURP transurethrale Prostataspiegelung/-resektion
TV Target Volume; behandeltes Volumen

U Uran
UPT unbekannter Primärtumor
UV-Strahlung ultraviolette Strahlung
UICC Union International Contre le Cancer

VACA-Protokoll Vincristin + Aktinomyzin D + Zyklophosphamid + Adriamyzin
VAIA-Protokoll Vincristin + Aktinomyzin D + Ifosfamid + Adriamyzin

w Strahlungswichtungsfaktor
WHO World Health Organisation, Weltgesundheitsorganisation

Y Yttrium

ZNS Zentralnervensystem
ZV Zielvolumen

Inhaltsverzeichnis

1 Eigenschaften von Tumorerkrankungen

Definitionen

Die Onkologie ist die Lehre von den Geschwulstkrankheiten. Sie ist angewiesen auf die interdisziplinäre Zusammenarbeit der einzelnen Kliniken und Abteilungen und die organisierende und fachkompetente Arbeit der MTRA in der Strahlentherapie.

Einige Begrifflichkeiten.

- Tumor (deskriptiv),
- Geschwulst,
- Krebs (umgangssprachlich),
- Malignom (Bösartigkeit, bösartiges Gewebe),
- Neoplasie (Neubildung),
- Karzinom (Krebs),
- Primärtumor (Ursprungstumor),
- Metastase, Filia/Filiae (Tochtergeschwulst, Absiedelung),
- Enkel-, Urenkeltumor,
- Remission (Rückbildung; komplett, partiell [> 50%] oder „No Change"/keine Änderung),
- Progress (Fortschreiten),
- Rezidiv (Rückfall): lokal, regionär oder systemisch (ganzheitlich im Körper),
- gutartig/benigne: langsames Wachstum, respektiert Grenzen, postoperativ heilend, differenziert,
- bösartig/maligne: rasches Wachstum, infiltrativ, rezidivierend, metastasierend, verändert.

Grading. Entdifferenzierung, Veränderung der Tumorzelle, Abweichung von originaler Zelle, Aggressivitätsfaktor:

- G1: sehr gut,
- G2: gut,
- G3: mäßig,
- G4: schlecht differenziert bezogen auf das Ursprungsgewebe,
- Gx: keine Aussage möglich.

Proliferation (Wachstum). Tumoren zeigen kein lineares Wachstum, sondern die Zellzahl verdoppelt sich alle 4 – 6 h (Worst-Case-Szenario/schlechtester Fall). Da aber auch Zelltod und asymmetrische Zellproliferationen auftreten, ergibt sich eine erst exponentielle und dann lineare Wachstumskurve für Tumoren, die Gompertz-Kurve (**Abb. 1.1**).

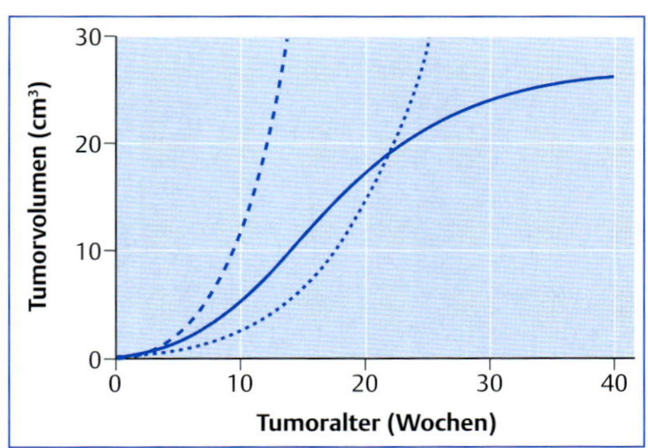

Abb. 1.1 Gompertz-Kurve.
Aufgetragen ist das Tumor- bzw. Tumorvolumenwachstum gegen die Zeit.
gestrichelte Linie = rein exponentielles Wachstum
gepunktete Linie = exponentielles Wachstum mit Zelltod und asymmetrischer Zellproliferation
durchgezogene Linie = Gompertz-Kurve (erst exponentielles, dann lineares Wachstum)

Wachstumsformen:

- Exophytisch: blumenkohlartig,
- ulzerös: kratermäßig,
- phlegmonös: flächig sich im Gewebe ausbreitend.

Metastasenbildung (**Abb. 1.2** und **Abb. 1.3**; **Ausnahme: Hirntumoren).**

- Lymphatisch (über Lymphabflusswege/-knoten),
- hämatogen (Blutweg):
  - Lungentyp (von Lungentumor ausgehend),
  - Lebertyp,
  - Hohlvenen-/Kavatyp (Einzugsgebiet),
  - Pfortadertyp,
  - retrograder Typ (beispielsweise Flussumkehr im Becken durch Druckerhöhung beim Heben/Stuhlgang: Es fließt Blut aus der Prostata in den Beckenknochen zurück).

Implantation nennt man die Einnistung von Tumorzellen, z. B. die Implantation eines Medulloblastoms im Spinalkanal.

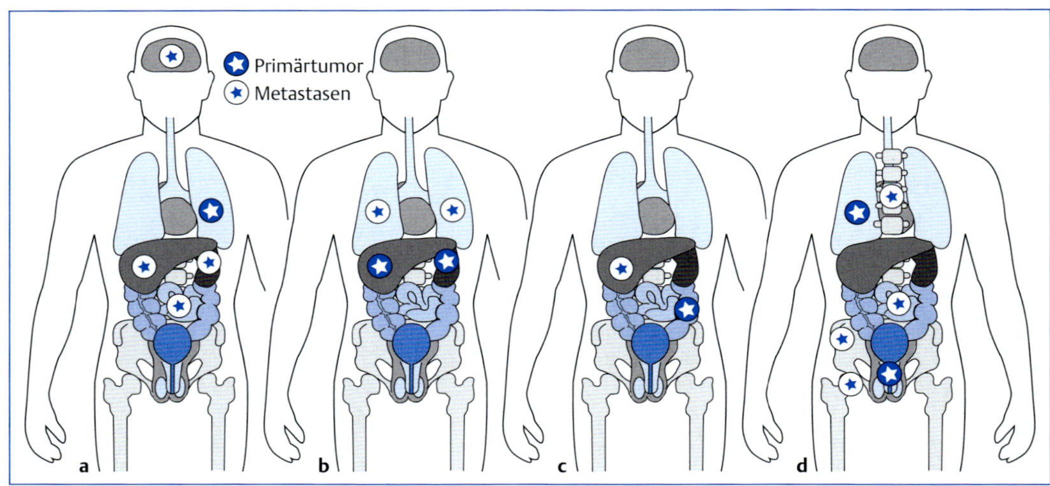

Abb. 1.2 Tumorausbreitungstypen.
a – d Metastasenbildung dem Körperkreislauf bzw. Blutfluss folgend, vom Primärtumor ausgehend.

a Arterieller Typ (z. B. Bronchialkrebs): Ausbreitung über das Herz in das zentrale Nervensystem, das Skelett, die Leber und die Nebenniere.

b Hohlvenentyp (z. B. Leber-, Nierenkrebs): Ausbreitung über die Hohlvene zur Lunge und dann weiter wie beim arteriellen Typ.

c Pfortadertyp (z. B. Magen-, Darm-, Dickdarmkrebs): Ausbreitung über die Pfortader zur Leber und dann weiter wie beim Hohlvenentyp.

d Vertebralvenentyp (z. B. Mediastinal-, Prostatakrebs): Ausbreitung über Verbindungen zum Venensystem der Wirbelsäule ins Skelett.

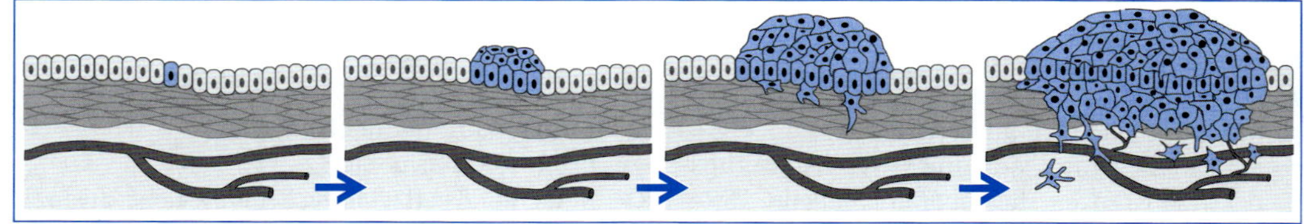

Abb. 1.3 Tumorentstehung.
Wachstum bis zur Invasion (vom Stadium weniger Zellen bis hin zu einem Tumor, der in Gefäße einwächst).

CAVE

Idiopathische Tumorzellverschleppung (therapieverursacht)!

TNM-System. International gültige Einteilung/Klassifizierung der Tumoren nach:

- **T**umorgröße, Nachbarschaftsbeziehung,
- **N**odus = Lymphknotenbefall,
- **M**etastasen.

R-Status. **R**esektionszustand des Gewebes/des Tumors; meist postoperativ, zumindest postinterventionell:

- R0: histologisch tumorzellfreier Randsaum,
- R1: mikroskopischer Resttumor, Tumor reicht laut Pathologe an den Rand des eingesandten Gewebes (Tumors) heran,
- R2: makroskopischer Resttumor,
- Rx: keine Aussage möglich.

Epidemiologie

Häufigkeit einer Erkrankung in Zahlen:

- Inzidenz (Neuerkrankungen pro Jahr und pro 100 000 Einwohnern),
- Morbidität (Erkrankungshäufigkeit pro Jahr und pro 100 000 Einwohnern),
- Letalität (Sterberate; wie häufig wird daran verstorben).

Ätiologie

Ursachen einer Erkrankung.

- Vererbung/Genetik als Ursache/Auslöser,
- Ernährung,
- chemische Agenzien (Nikotin, Alkohol, Asbest, Holzstäube, Aflatoxine, aromatische Amine),
- Strahlen,
- Viren,
- chronische Reize,
- Keimversprengung,
- Hormone,
- Immunität/Abwehr(schwäche).

MERKE

Die Prävention eines Tumors (Tumorprophylaxe) beruht vor allem auf der Vorsorge und der Früherkennung.

2 Tumordiagnostik

Arten der Tumordiagnostik.

- Sensitiv: Aussage über Genauigkeit, Sicherheit und Aussagefähigkeit der Diagnostik, falsch-negativ (fälschlicherweise negativ befundet),
- spezifisch: Aussage über Zuverlässigkeit, falsch-positiv (fälschlicherweise positiv eingeordnet).

Diagnostische Maßnahmen.

- Anamnese (Krankheitsgeschichte),
- körperliche Untersuchung,
- Bildgebung:
  - CT (Computertomografie),
  - MRT (Magnetresonanztomografie), Double Dose MR (zur besseren Detektion bei Hirnmetastasen zweite Dosis Kontrastmittel und erneute Messung/Aufnahme [nach Zeitintervall in Abhängigkeit von der Durchblutung])
  - Sono, Ultraschall (Sonografie, auch Endosonografie),
  - Röntgen, auch Röntgenkontrastmitteluntersuchungen,
  - Ausscheidungsurogramm,
  - Lymphografie (Lymphgefäßdarstellung mit öligem Kontrastmittel),
  - Szintigrafie (Schilddrüsen-, Skelettszintigrafie),
  - PET-CT (Positronenemissionstomografie in Kombination mit CT),
- Labordiagnostik, auch Bestimmung der Tumormarker (Stoffe im Blut, die auf Tumoren hinweisen),
- operative Diagnostik (Probeexzision: Biopsie, Exstirpation),
- Laparoskopie/Mediastinoskopie (Bauch-, Mediastinumspiegelung).

3 Apparative Grundlagen der Strahlentherapie, DIN, Bestrahlungsplanung, Dokumentation, Qualitätssicherung

Strahlentherapiegeräte

Weichstrahltherapie

- Bis 100 kV Energie,
- 10 – 50 kV Energie,
- Fokus-Haut-Abstand (Abstand von der Strahlungsquelle zur Haut, meist 100 cm) maximal 30 cm,
- zur oberflächlichen Radiatio,
- Berylliumblech als Strahlenaustrittsfenster.

Hartstrahltherapie (Orthovolttherapie)

Über 100 kV.

Telegammatherapie (Telecurietherapie)

- Telekobaltgeräte verwendet (**Abb. 3.1**),
- Fokus-Film-Abstand (Abstand von der Strahlungsquelle zum Film, meist ≥ 128 cm) 80 – 100 cm,
- Halbwertszeit 5,3 Jahre,
- 11 – 12 cm Herdtiefe,
- unkompliziert, störungsfrei, wartungsarm,
- alle 3 Jahre Quellenwechsel,
- obsolet, nur palliativ.

Beschleuniger

Für die Herstellung von Elektronen, Protonen und Photonen.

Verschiedene Typen von Beschleunigern.

- Linearbeschleuniger: ähnlich einer Röntgenanlage, arbeitet nur mit höheren Energien, Beschleunigungsrohr gerade (**Abb. 3.2**),
- Zyklotron: Beschleunigungsrohrform hier rund und Magnetenlokalisation (um Elektronen zu bündeln) hier an einer Stelle der Spirale; unterschiedlicher Aufbau der einzelnen Linac-Geräte (**Abb. 3.3**),
- Synchrotron: Beschleunigungsrohrform hier rund und in gewissen Abständen Anordnung von Magneten (**Abb. 3.4**); Umfang zwischen 200 und 800 m (auch größer), Power zwischen 3 und 8 GeV (und mehr).

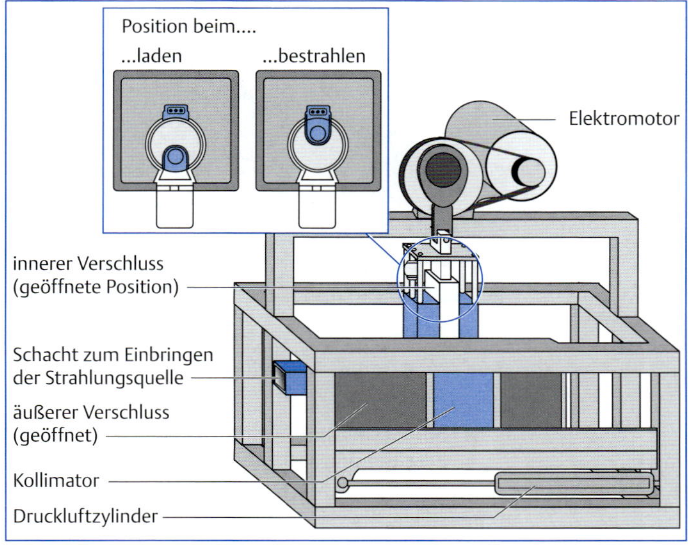

Abb. 3.1 Telekobaltgerät. „Kobaltkanone“: Der mit Kobalt gefüllte Behälter wird zum Strahlendurchtritt bzw. zur Bestrahlung vor die Öffnung geschoben oder gedreht.

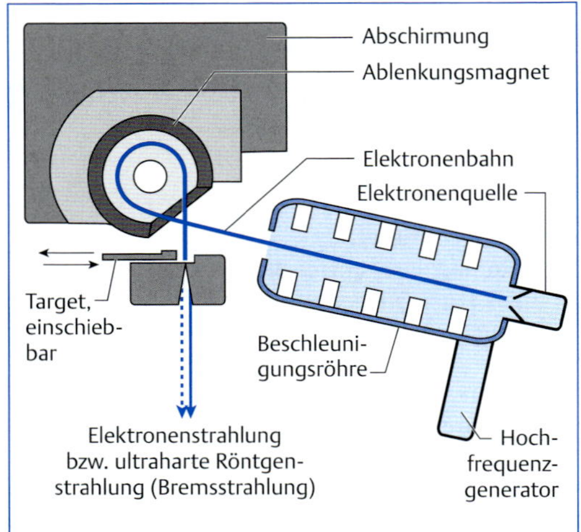

Abb. 3.2 Schematischer Aufbau eines Linearbeschleunigers.

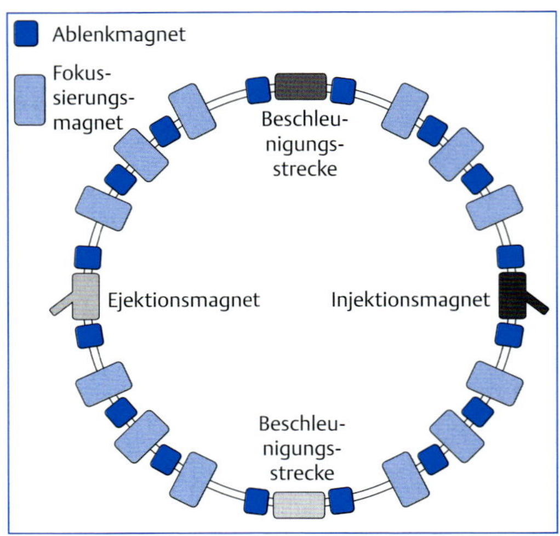

Abb. 3.4 Schematischer Aufbau eines Synchrotrons.

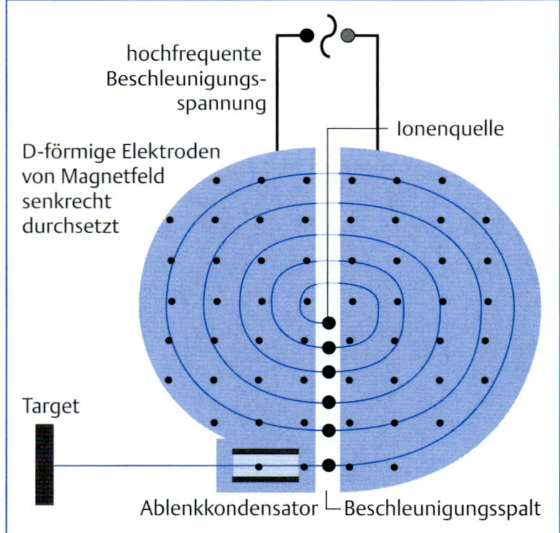

Abb. 3.3 Schematischer Aufbau eines Zyklotrons.

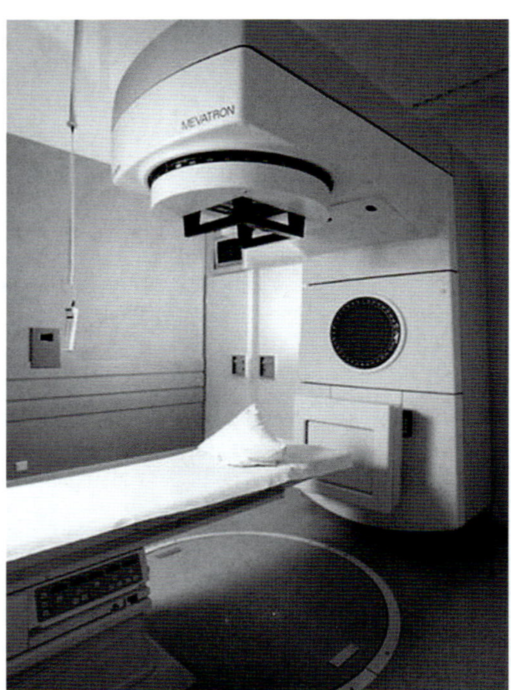

Abb. 3.5 Beschleuniger.

Bestandteile eines Linearbeschleunigers (Linac; Abb. 3.5).

- Modulator:
  - mit Hochfrequenzgenerator = Magnetron (Mikrowelle) oder
  - Klystron (in „großen Linac-Geräten")
  - im Stativ oder Schaltschrank,
- Beschleunigungseinheit enthält:
  - Gantry mit Elektronenquelle = Injektor,
  - Kühlung wichtig, da dort viel Wärmeentwicklung,
  - Mit Vakuumpumpe und
  - Beschleunigerrohr,

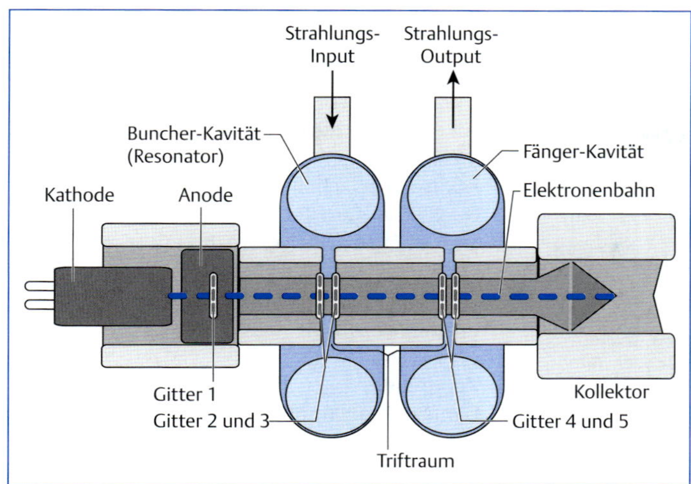

Abb. 3.6 Buncher (Elektronenbündeler)

- Strahlerkopf enthält:
  - Umlenkmagnet 270°-Systeme,
  - Photonen-Target,
  - Feldausgleichsfilter,
  - Kollimatorsystem,
  - Lichtvisier,
  - Strahlmonitor,
- Wanderwellenbeschleuniger:
  - als anschaulicher Vergleich: „wie ein Wellenreiter Richtung Strand",
  - 99% Lichtgeschwindigkeit,
  - phasenstabil durch Buncher/Bündeler,
  - am Ende Wellensumpf gegen Reflexion,
  - Rohrlänge 2 m,
  - Magnetron,
  - kleine Linac-Geräte,
  - preiswerter,
  - kürzere Lebensdauer,
- Stehwellenbeschleuniger:
  - am Ende wird die Welle reflektiert → stehende Welle,
  - Täler der hyperfraktionierten Welle in kopplungsresonante Coupling Cavities verlagert, somit außerhalb der Beschleunigungsstrecke,
  - geringerer Energiebedarf,
  - 40% kompakter,
  - hohe Feldstärken → Elektronendunkelstrom-Abhilfe: Rohrauskleidung, Hochspannungsüberschläge-Abhilfe: stabiles Vakuum,
- Buncher (Elektronenbündeler; **Abb. 3.6**): bündelt Elektronen von „diffus im Vakuum verteilt" zu „Wolken":
  - stabiler,
  - schlagkräftiger,
- Sicherheitsvorrichtungen:
  - Doppelmonitorsystem → Ausschaltung bei Abweichung,
  - akustische Überwachung,
  - Quarzuhr-Bestrahlungszeitabgleich zu Monitoreinheiten-/Solldosiseingabe.

Neutronengenerator (Abb. 3.7)

Eigenschaften.

- Deuterium- und Tritium-Neutronenfreiwerdung + Helium + Energie,
- Investitionskosten hoch,
- unbefriedigender Tiefendosisverlauf,
- Nebenwirkungen von Strahlung mit hochlinearem Energietransfer am gesunden Gewebe.

Definitionen gerätebezogen.

- Primärstrahlenquelle/Fokus (Quelle): nicht punktförmig,
- Zentralstrahl: Strahl von Quellenmitte durch Strahlmitte in Feldmitte,
- Strahlenfeld/Feld (**Abb. 3.8**),
- Feldachse/Feldmitte,
- Halbschatten(-breite): Feldränder, wo durch endliche Ausdehnung der leider nicht punktförmigen Quelle geringere Dosisleistung ankommt,
- Feldebene, -flächen, -größe, Primärstrahlenbereich,
- Feldpforte (Hautfeld),

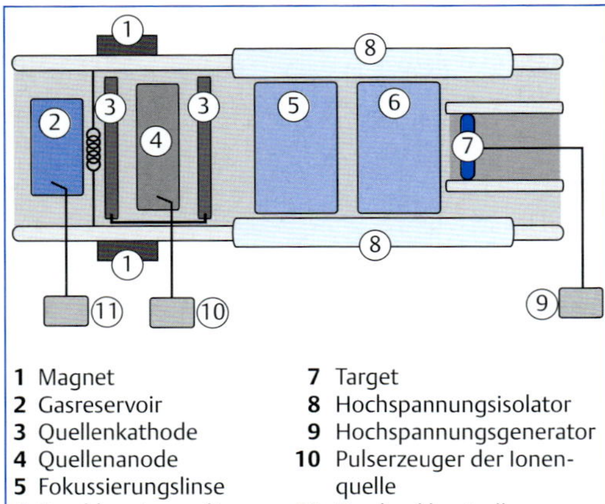

Abb. 3.7 Schematischer Aufbau eines Neutronengenerators.

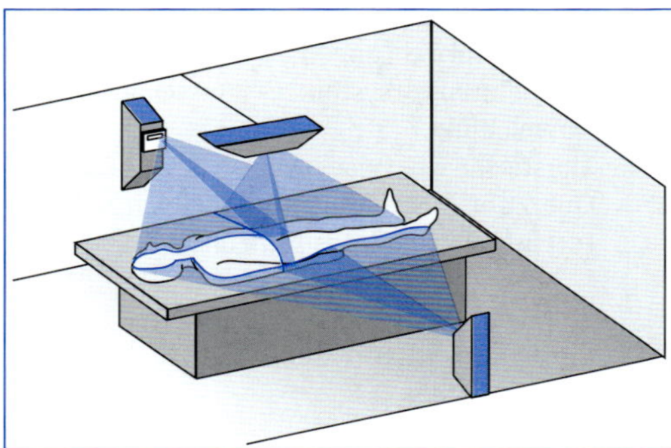

Abb. 3.8 Laser/Strahlenfelder in bzw. aus allen 3 Raumrichtungen.

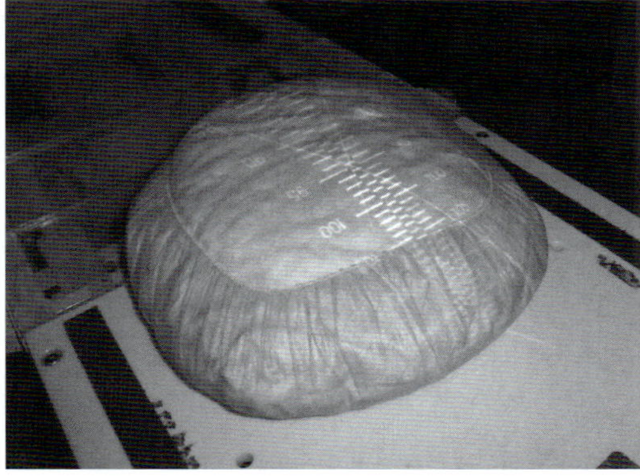

Abb. 3.9 Laser zum „Einzeichnen" des Fokus-Haut-Abstands.

- Isozentrum: Mitte des Feldes, wo sich alle Achsen/Laser treffen (horizontal, vertikal, longitudinal),
- Fokus-Isozentrum-Abstand (meist 100 cm bei Linac-Geräten),
- Fokus-Achs-Abstand (gerätespezifisch definiert, meist 100 cm),
- Fokus-Oberflächen-Abstand (variabel, von der Quelle bis zum Patienten), abhängig von der Einstellung des Zielvolumens.

Therapiesimulator

Bestandteile.

- Gantry (Strahlerkopf),
- Beamview (Bildwandler),
- Couch (Tisch, Liege).

Der Therapiesimulator dient zum Simulieren des angedachten Bestrahlungsfelds, dem „Ausmessen" (**Abb. 3.9**) sowie auch zum Lokalisieren und Lagern für das weitere Prozedere.

Afterloading/Brachytherapie

Eigenschaften.

- Kurzstrahlend, 0,5 – 1 cm ins Gewebe,
- Nachladeverfahren (radioaktive Substanz fährt über Schläuche an zuvor bestimmten Strahlenort im/am Körper des Patienten; **Abb. 3.10**).

Radioaktive Substanz ^{192}Ir (Iridium).

- Low-Dose-Rate: < 1 Gy/h (Gy: Gray, Einheit der Energiedosis, Energie pro Masse),
- Middle-Dose-Rate: 1 – 10 Gy/h,
- High-Dose-Rate: > 10 Gy/h,
- Pulsed-Dose-Rate: 0,5 Gy/h.

Kontakt-/Oberflächenkontakttherapie

Radioaktive Substanzen.

- ^{90}Sr (Strontium)/^{90}Y (Yttrium): zum Bestrahlen für Linse, Dermaplatte,
- ^{106}Ru (Ruthenium)/^{106}Rh (Rhodium):
  - Plaques bzw. wie Kontaktlinsen, bei Aderhautmelanom,
  - für 2 – 6 Tage,
  - Tumorspitze 100 – 150 Gy,
  - Tumorbasis bis 1000 Gy,
  - 6 – 8 Gy/h.

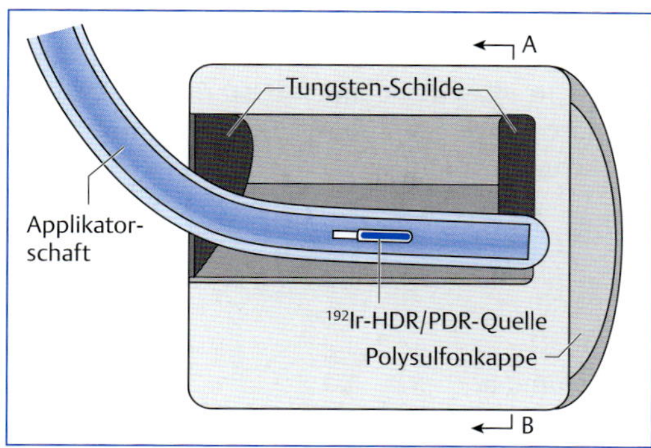

Abb. 3.10 Schematische Darstellung der Funktionsweise im Ring für die vaginale Einlage. Die Quelle ist im Applikator vorgeschoben. Manchester-Punkt A und Manchester-Punkt B als Referenzpunkte für Dosiskontrolle/Dosismessung beim Afterloading.

Einbringung.

- Intrakavitär,
- interstitiell,
- permanente Implantation,
- Vorteil: kurze Halbwertszeit.

CAVE

Seeds: ^{125}I (Jod), ^{103}Pd (Palladium) → β-Strahler!

Hyperthermie

- Zur lokalen Erwärmung des Tumorgewebes,
- auf Oberfläche: mit Rotlicht,
- Halbtiefenhyptethermie bis 4 cm,
- Tiefenhyperthermie für abdominelle Tumoren und Beckentumoren,
- interstitiell,
- Vergleich mit ionisierender Strahlung:
  - Wirkung auf Proteine: Hyperthermie verursacht Aggregation (ionisierende Strahlung verursacht Oxidation),
  - Wirkung auf den Zellzyklus: Hyperthermie wirkt auf die S-Phase (ionisierende Strahlung wirkt auf die G2-, M- und G1-Phase),
  - Wirkung auf den Zelltod: Hyperthermie induziert und/oder moduliert ihn (ionisierende Strahlung induziert ihn).

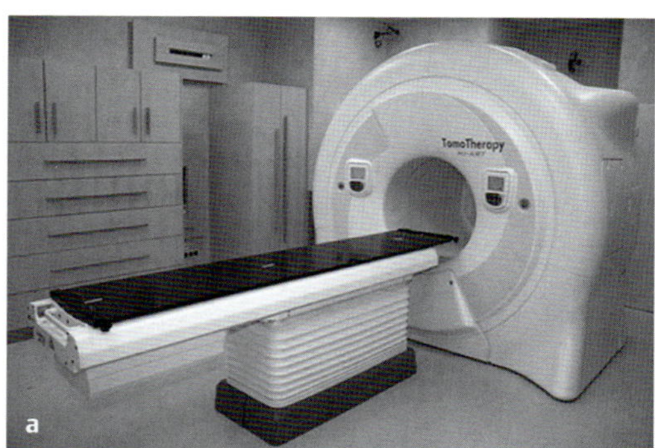

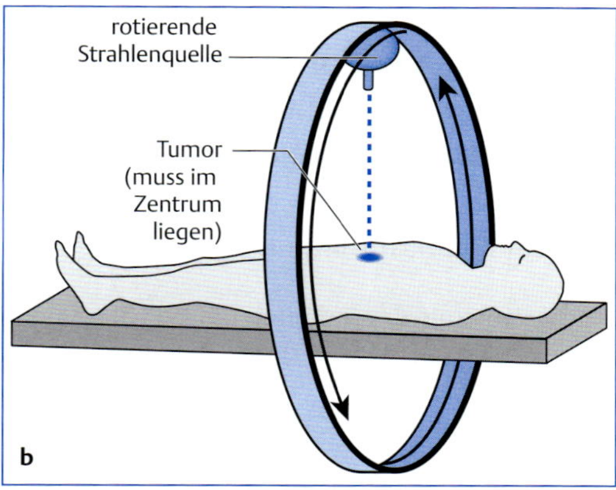

Abb. 3.11 Tomotherapie.
a Gerät.
b Prinzip.

Tomotherapie

Eigenschaften.

- Durchführung nach Megavolt-CT (Megavolt-CT des Gerätes, integriert),
- „Matchen"/Abgleich von Megavolt-CT und CT-Feldkontrolle (zuvor hergestellt zum Einzeichnen und zur Bestrahlungsplanung der Zielvolumina) vor der Bestrahlung,
- ggf. Tischkorrektur (longitudinal, vertikal: mithilfe des Geräts, quer: manuell),
- dann Bestrahlung mit rotierendem Strahlerkopf (wie CT; **Abb. 3.11**),
- Leaf geöffnet oder nicht → Strahlung auf Zielvolumen.

Vorteile.

- Steile Dosisgradienten möglich,
- diffizile Zielvolumina erreichbar (Pleurakarzinose, Skalp, große Hautregionen der Extremitäten: helikal, becherförmig),
- bei guter Schonung Erreichen von Risikoorganen (z. B. Prostata/Rektum).

MERKE

IMRT ist die intensitätsmodulierte Radiotherapie, IGRT die Image-guided (bildgestützte) Radiotherapie!

Strahlenbehandlung, Bestrahlungsmethoden, Bestrahlungstechniken, Modifikationen, Lagerungshilfen

Zielvoluminabestimmung

Die Zielvoluminabestimmung erfolgt durch den Arzt in Abhängigkeit vom Tumor (Planung).

Voluminadefinitionen (**Abb. 3.12**).

- GTV: Gross Tumor Volume, Tumorvolumen,
- CTV: Clinical Target Volume, klinisches Zielvolumen, Tumorausbreitungsgebiet (z. B. Lymphabfluss),
- PTV: Planning Target Volume, Planungszielvolumen (+ Sicherheitssaum SS bzw. Sicherheitsabstand SA um CTV),
- TV: Target Volume, behandeltes Volumen (durch Planung/Strahlung bedingt größer als PTV),
- IV: Irradiated Volume, bestrahltes Volumen (durch Weg zum Ziel größer als nötig, wenn auch weniger dosiert).

TIPP

Strategie zur Tumorbestrahlung entwerfen.

Zielvolumina.

- 1. Ordnung: Tumor,
- 2. Ordnung: peritumorale Ausbreitung,
- 3. Ordnung: potenzielles Ausbreitungsgebiet,
- Referenzpunkt (Punkt zur Referenz bzw. zum Abgeich/Dosisvergleich).

CAVE

Es muss auf Risikoorgane geachtet werden (s. Kapitel 16, S. 139)!

Tiefendosisverlauf der Strahlenenergie (Abb. 3.13)

- Photonen: steigende Energie: Dosismaximum in der Tiefe,
- Elektronen:
    - steigende Energie: Dosismaximum in der Tiefe,
    - Oberflächendosis zunehmend.

Die 50%-Tiefe D_{50} entspricht ca. $2 \cdot D_{max}$.

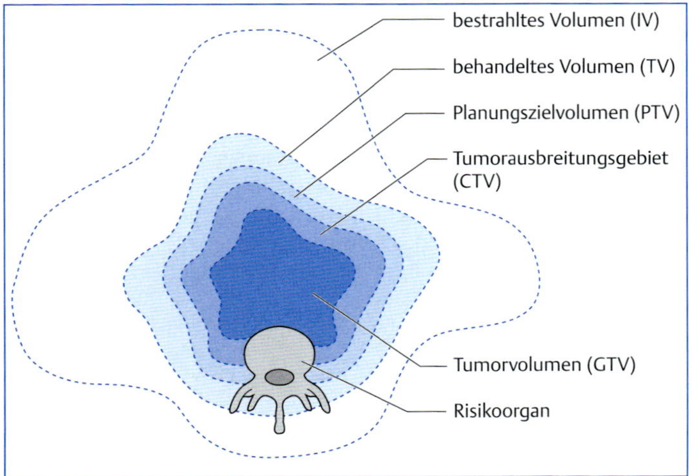

Abb. 3.12 Volumendefinitionen.

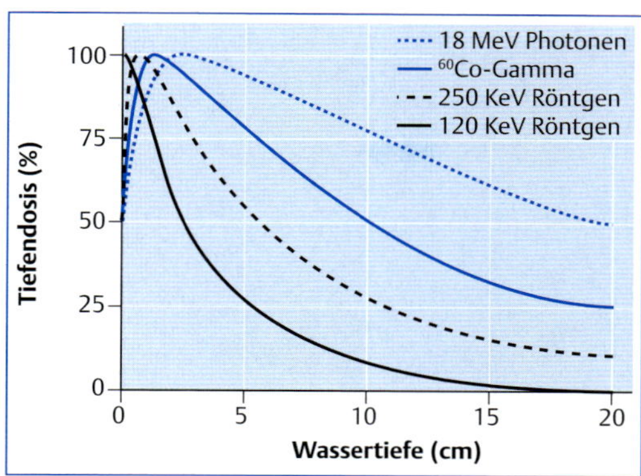

Abb. 3.13 Tiefendosisverläufe verschiedener Strahlenqualitäten.

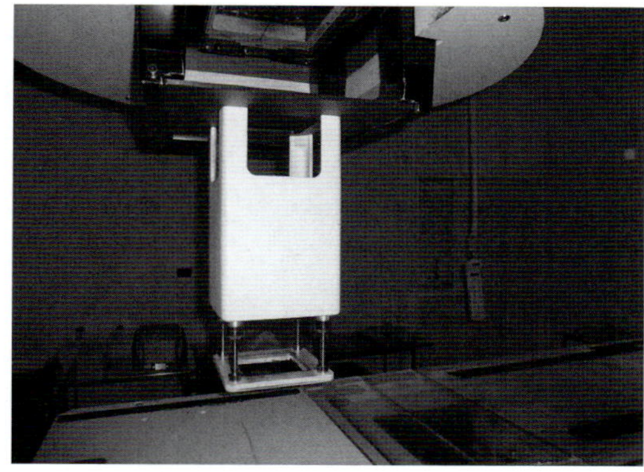

Abb. 3.14 Elektronentubus.

MERKE

Die therapeutische Reichweite liegt bei 80 – 95 %, die praktische Reichweite D_p entspricht ca. $3 \cdot D_{max}$.

Feldgröße/-grenzen.

- Feldgröße: mit steigender Feldgröße **weniger** Monitoreinheiten (Streuzusatzdosis)!; kaum Beeinflussung des Tiefendosisverlaufs durch Streuzusatzdosis bei ultraharter Röntgenstrahlung,
- Feldgrenzen: Halbschatten wegen nicht punktförmigem Fokus und Streustrahlung; begrenzbar durch Blöcke.

Elektronentubus (**Abb. 3.14**). Fallbezogene Elektronendosimetrie wegen Streuung im Gewebe (pinselförmig).

Fokus-Haut-Abstand ($1/r^2$). Verhältnis 100 cm zu 101 cm:

- D100/D101 = 100 · 100/101 · 101 = 0,98, entspricht 2 % Dosisabfall,
- D10/D11 = 0,83, entspricht 17 % Dosisabfall,
- D9/D10 = 1,23, entspricht 23 % Dosisvergrößerung.

Dosisvergrößerung: Dosisleistung am Patienten sinkt; Tiefendosisverlauf wird verbessert durch zunehmende Strahlenpenetranz.

CAVE

Ungenauigkeiten sind bei großem Fokus-Haut-Abstand vernachlässigbar, bei kleinem Fokus-Haut-Abstand dagegen verheerend.

Filter

- Härtungsfilter: Strahlenqualität homogener und härter, Dosisleistung geringer, Grenzwellenlänge gleichbleibend,
- Keilfilter: Keile, um den Dosisverlauf an Körperinhomogenitäten anzupassen (**Abb. 3.15**),
- Schwächungsfilter: zur Schwächung,
- Ausgleichsfilter: zum Ausgleichen (**Abb. 3.16**),
- Streufilter: um Streustrahlung aufzufangen.

Körperinhomogenitäten

- Lunge: geringe Strahlenabsorption, im Lungenparenchym Überdosierung,
- Knochen: Dosisschatten dahinter, Osteoradionekrose wegen Dosisspitzen im Knochen.

Rechteckiges Strahlenbündel: sekundäre Kollimation durch:

- Standardblöcke (vorgefertigt) bzw. Satellitenblende,
- Multileaf-Kollimatoren (meist 0,5 – 1 cm, individuell einfahrbare Bleilamellen; **Abb. 3.17**),
- Individualkollimatoren (spezielle Blöcke, selbstfahrend; **Abb. 3.18**).

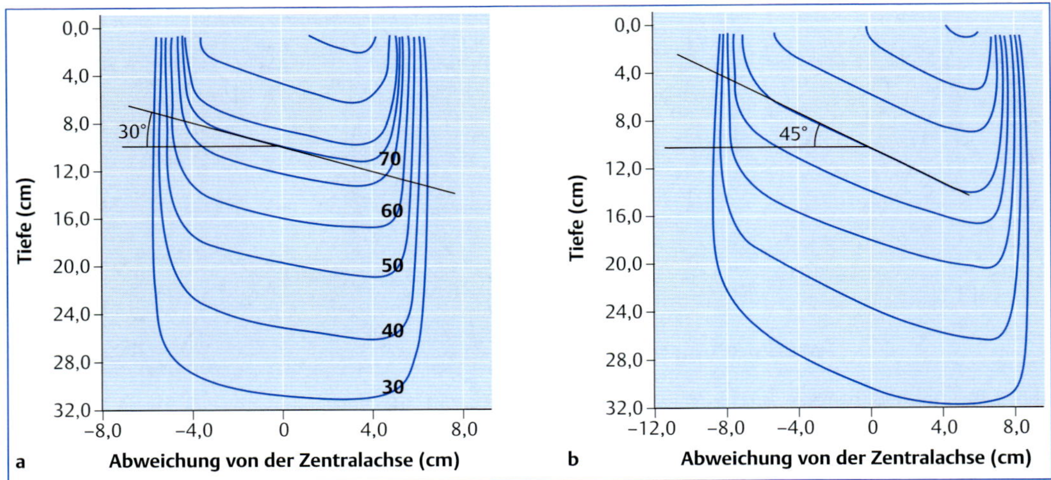

Abb. 3.15 Dosisverlauf mit dazwischen gesetztem Keilfilter.

a 30° Auslenkung. Angegeben ist auch die Isodose in %.

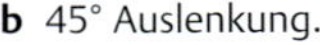

b 45° Auslenkung.

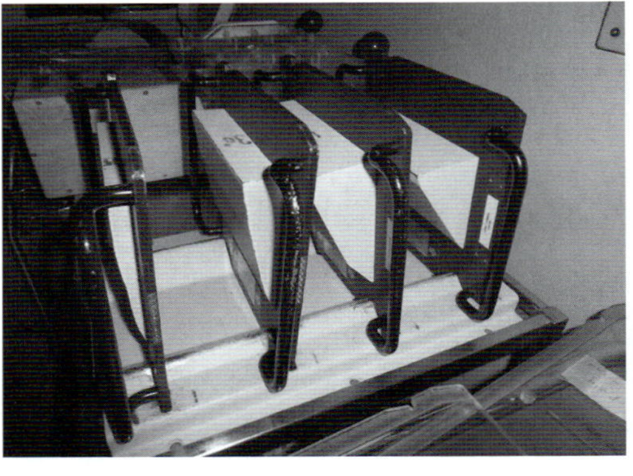

Abb. 3.16 Ausgleichsfilter, Keilfilter.

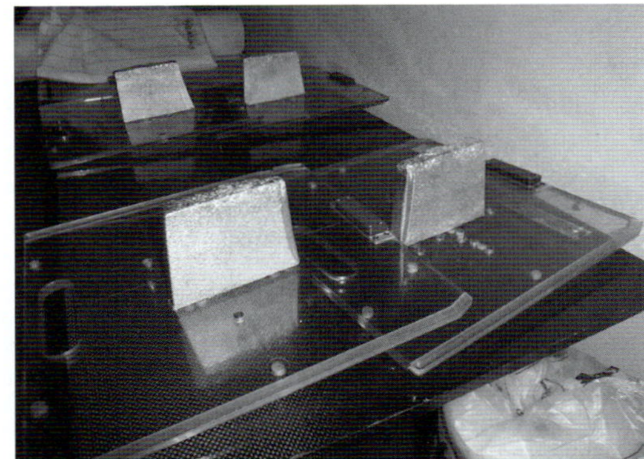

Abb. 3.18 Gegossene Bleiblöcke auf Trays (Plexiglasträger).

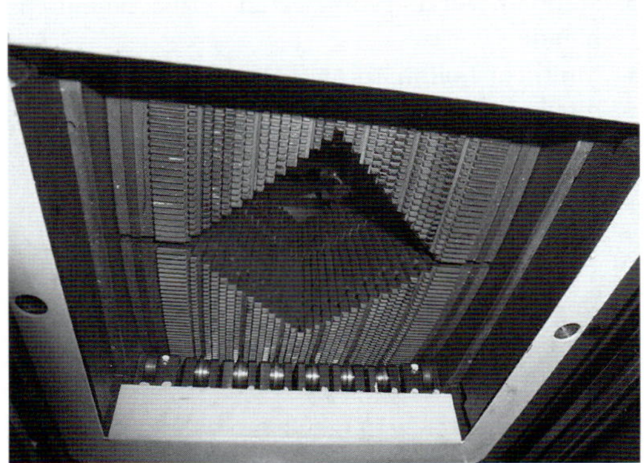

Abb. 3.17 Multileaf-Kollimatoren und Strahlendurchlass.

Möglichkeiten der Radiatio

Stehfeld. Einfach, ein Feld aus einer Richtung.

Mehrfeldertechnik.
- Mehrere Felder aus diversen Richtungen,
- alle Laser treffen sich in einem Punkt auf z. B. Hautniveau.

MERKE

Eventuell bei Mehrfeldertechniken auftretende Probleme: Hot Spots, Cold Spots (Über- oder/und Unterdosierungen an Anschlussstellen, besonders bei großen Feldlängen bzw. Neuroachsen bei Erwachsenen). Mancherorts sind solche Hot oder Cold Spots erlaubt; ansonsten wird mit wechselnden Lücken gearbeitet, die man tage- oder wochenweise wandern lässt, bzw. mit Halbfeldtechnik, Ausnutzen der Strahlendivergenz und Tischdrehen (**Abb. 3.19**, **3.20**).

TIPP

Konformierende Bestrahlung (= Zuschneiden).

Gegenfeldbestrahlung. Opponierende Felder.

Rotationsbestrahlung. Siehe auch Tomotherapie (s. S. 21).

Stereotaxie, Radiochirurgie.
- Eher Einzeitbestrahlung,
- zunehmend fraktioniert (Gammaknife [**Abb. 3.21**], Novalis shaped Beam Surgery System),
- dynamisch (virtuelle Keilfilter: Keilfilter, die nicht als Material eingesetzt werden und bei Bestrahlung des Feldes verharren. Stattdessen bewegen sich Leafs in den oder aus dem Strahlengang, während das Feld abgestrahlt wird, und modifizieren dabei den Strahlendurchlass).

IMRT, IGRT. Siehe auch Tomotherapie (s. S. 21).

IORT (intraoperative Strahlentherapie).
- Moulagen (aufgelegte, anschließbare Plastikformen),
- Flap-Methode (High-Dose-Rate-Afterloading-Therapie; flaches Gummi-Pad mit in Zentimeterabstand angebrachten Anschlussstellen für Afterloading-Quellen zum Hineinschieben).
- Bestrahlung des offenen (während OP) OP-Situs (Tumorbett) mit Elektronen (Tubus) oder Röntgenstrahlen (Applikator) (**Abb. 3.22**).

Unterstützende Techniken zur Planung.
- Ultraschall,
- MRT,
- CT.

Was ist zu dokumentieren?

- Am Simulator: „Physikerzettel" ausführen – zu dokumentieren sind: Fokus-Haut-Abstand, Gantry, Kollimator, Feldgrößen, Tischverschiebungen, Tischposition, Lagerungsmaterialien, Hautmarkierungen, Maskendokumention/-einzeichnung, Termine,
- Physik:
  - 2D-, 3D-Algorithmen,
  - Bestrahlungsplanungssysteme: Masterplan, HELAX,
- Bestrahlungsplan: Gesamtdosis, Einzeldosis, Anzahl, Zeit zwischen Fraktionen, Volumen, Risikoorgane, Isodosen, Verifikationen, Lokalisationsaufnahmen (Phantom, beispielsweise zur Dosimetrie, **Abb. 3.23**),
- Bestrahlungsprotokoll: Patientendaten, Institution, Diagnose, Zielvolumen, Lagerung, Gerät, Strahlung, Felddaten, Zubehör, Fokus-Haut-Abstand, Bestrahlungsdosis, Isozentrum, Tisch, Zeit, Monitoreinheiten (ME – synonym auch MU [Monitor Units] –, die zu bestrahlen sind bzw. die bestrahlt wurden), Bemerkungen, Unterschriften.

MERKE

Der Bestrahlungsplan ist 30 Jahre ab Erreichen der Volljährigkeit (18. oder 21. Lebensjahr) aufzubewahren!

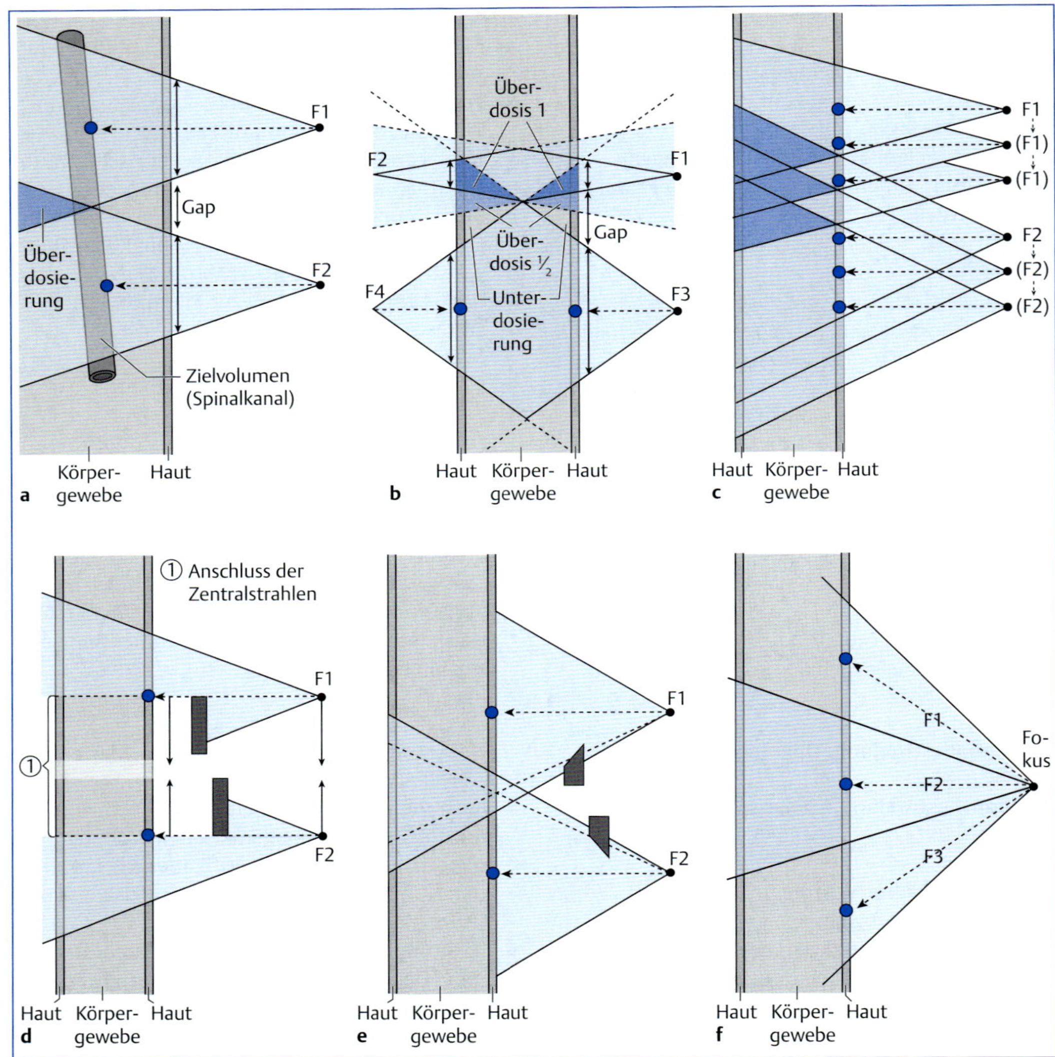

Abb. 3.19 Techniken, um Hot/Cold Spots zu überbrücken.

Spots tolerieren, wandern lassen über Tage (**a**), durch Zusatzfelder Spots reduzieren (**b**), wandernde Felder zum Ausgleich (Isozentrum sich verschiebend) (**c**), aneinanderliegende Strahlenfeldhälften ausblocken zum geraden Anschluss (**d**), teilweise Ausblocken zur Reduktion der Hot Spots (**e**), Tisch um 90° drehen bei F1 und/oder F3 und Strahlendivergenz ausnutzen und um Strahlenbündel parallel laufen lassen (beste Lösung) (**f**).

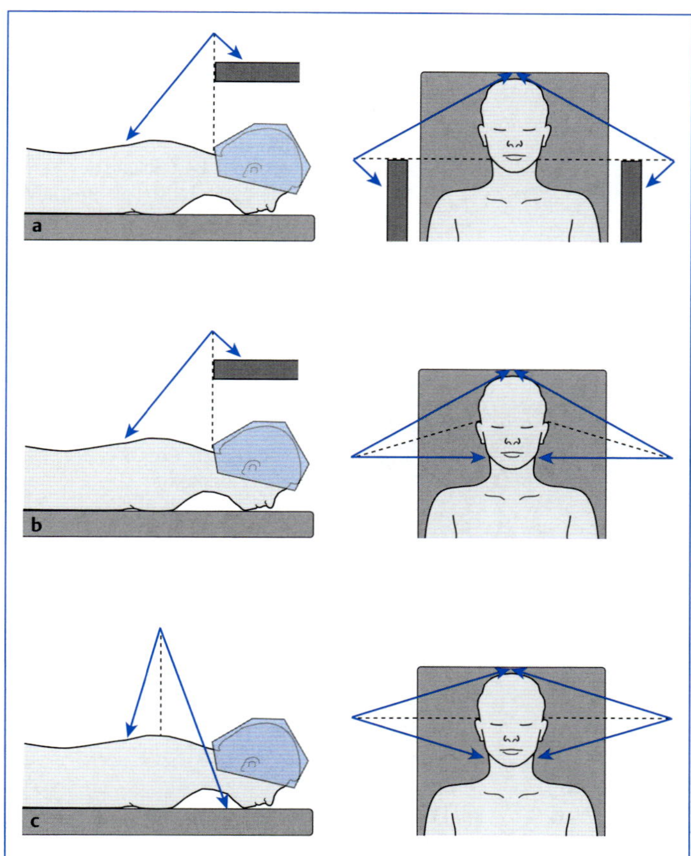

Abb. 3.20 Erklärung zu Feldanschlüssen.
Halbfeldtechnik (**a**), Strahlendivergenz nutzen und Tisch drehen + Halbfeldtechnik (**b**), Strahlendivergenz nutzen und Tisch drehen + Halbfeldtechnik (Cosinus-Berechnung: Collidrehung Kopfbereich abhängig von Feldlänge WS).

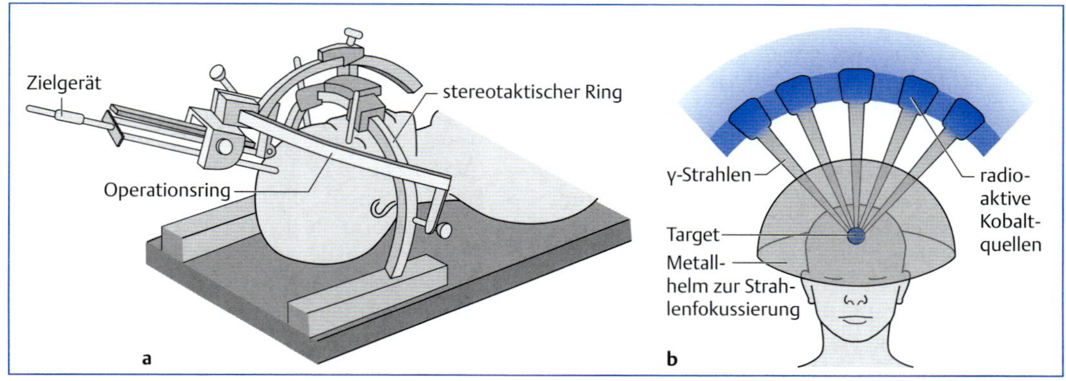

Abb. 3.21 Gammaknife-Bestrahlung.

a Schematischer Aufbau.

b Kobaltquellen.

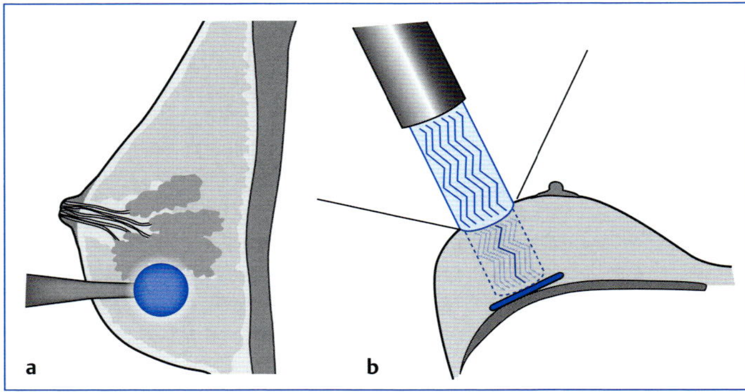

Abb. 3.22 Intraoperative Bestrahlungstechniken.
a Röntgenstrahlung. Bestrahlung des Tumorbettes (hier Brust) mit Röntgenstrahlen über eingebrachten Applikator.
b Elektronen. Bestrahlung des Tumorbettes (auch hier Brust) mit schnellen Elektronen e^- über Tubus.

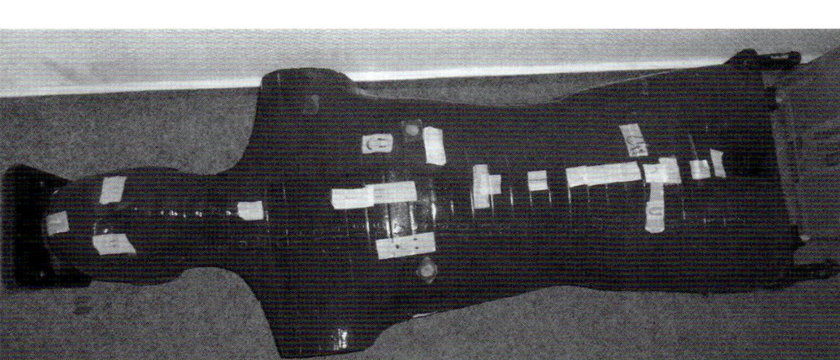

Abb. 3.23 Phantom (Alderson Rando, Fa. Radiology Support Devices, Inc., Long Beach, CA, USA), beispielsweise zur Dosimetrie.

Tägliche Bestrahlung

- Erste Begegnung mit dem Patienten, Mitteilung der Diagnose, Atmosphäre, Aufnahme und Wartezimmer so positiv wie möglich gestalten (gilt auch für den Bestrahlungsraum, **Abb. 3.24**),
- Nebenwirkungen, Komplikationen und Folgen (akut und chronisch) erklären (in „Patientensprache“,
- Ordnung zeigen,
- Zahnprothesen herausnehmen lassen (Zahnprothesen werden evtl. enger oder weiter im Verlauf; es kann zu Druckgefühlen und Druckstellen kommen),
- Blasenentleerung (reproduzierbarer), da lokale Dosisaufsättigung bei gefüllter Blase,
- Prostatakarzinom: Rektumballon (ins Rektum eingeführter Ballon, der gefüllt das Rektum fixiert, da dieses durch Ernährungsgewohnheiten der Patienten variabel lokalisiert sein kann),
- Bellyboard (Lochbrett),
- Darmschonung (bei Bauchlagerung entsteht der Eindruck, der Darm „falle ins Loch“),
- korrekte Lagerung (→ Qualitätssicherung!); Lagerungsmaterialien (**Abb. 3.25**, **3.26**):
  - Mammaboard,
  - Kopfschale,
  - Masken,
  - Kniefix,
  - Bellyboard,
  - Beißblock/Bite Block,
  - Stereotaxiering,
  - Vakuumkissen,
  - Kurzzeitnarkosen,
- Entkleidung in respektvoller Atmosphäre,
- Aufklärungsbogen (vorhanden? unterschrieben?),
- Laserkoordinatensystem: Mittel-, Höhen-, Seitenlaser, Fadenkreuz, Zentralstrahl (zur Qualitätssicherung Zeit nehmen!),
- Verifikationsaufnahmen (Portal Films, Beamviews, Portal-Imaging-Systeme) zur Kontrolle (**Abb. 3.27**),
- Fotos (Polaroid, digital) zur Dokumentation, Qualitätskontrolle und Reproduktion,
- Tagesprotokoll der am Tag bestrahlten Patienten und Datenaufzeichnung zur Bestrahlung des einzelnen Patienten.

MERKE

Die Lagerung muss reproduzierbar, bequem und sinnvoll sein!

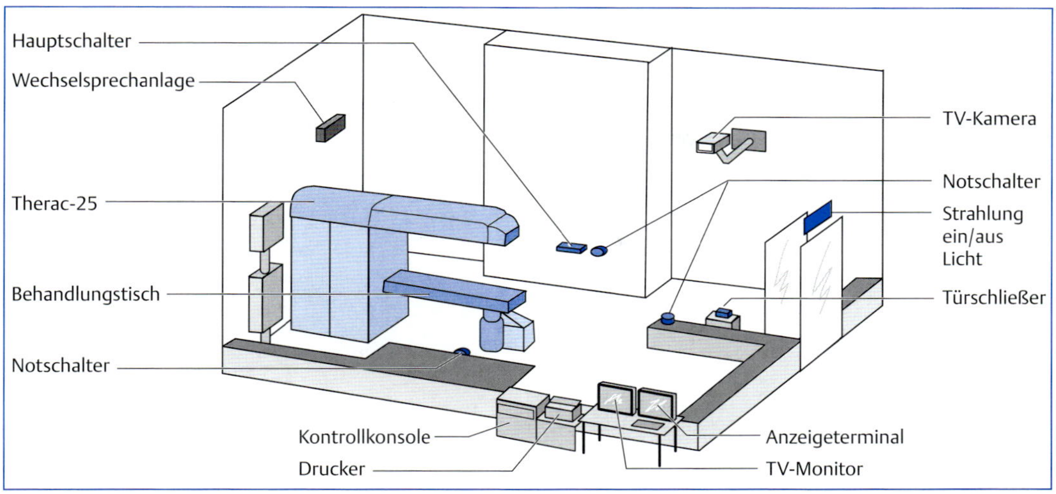

Abb. 3.24 Bestrahlungsraum.

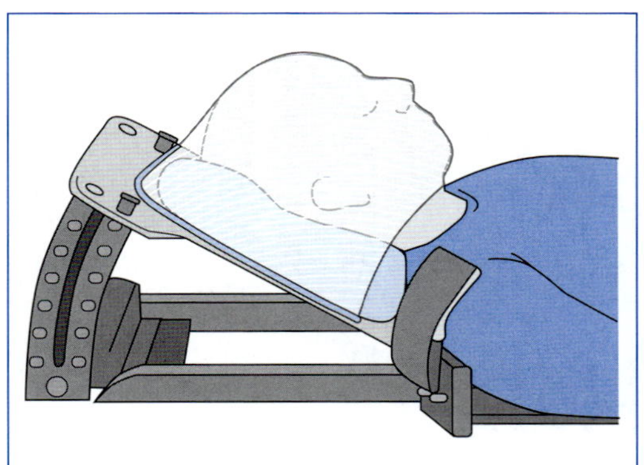

Abb. 3.25 Maskenhalterung.

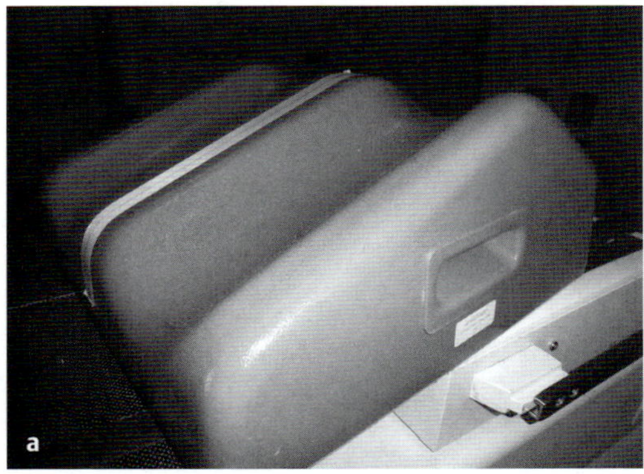

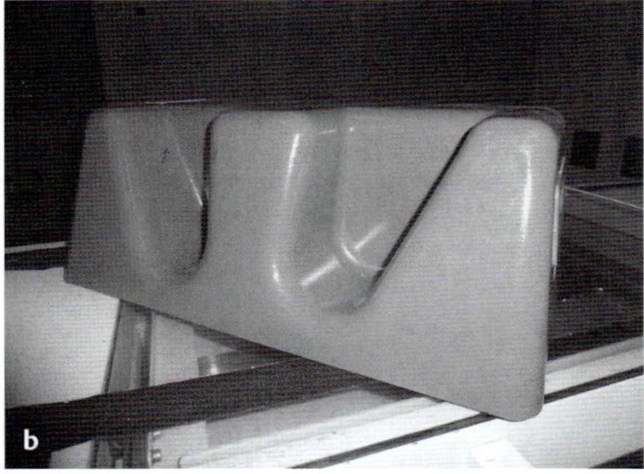

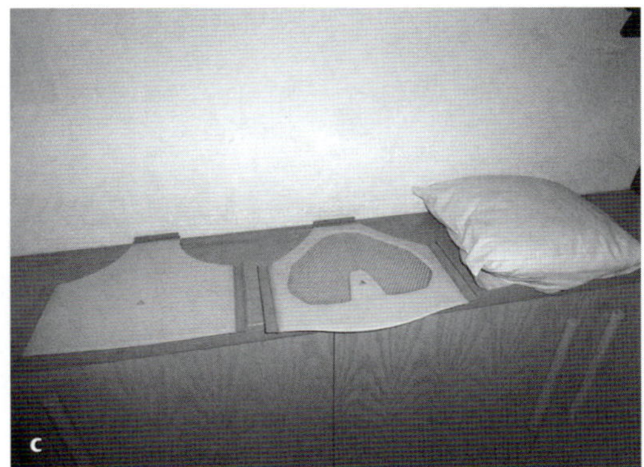

Abb. 3.26 Lagerungsmaterialien.

a Kniefix.
b Fußfix.
c Masken im Urzustand (thermoplastisches Maskenmaterial).

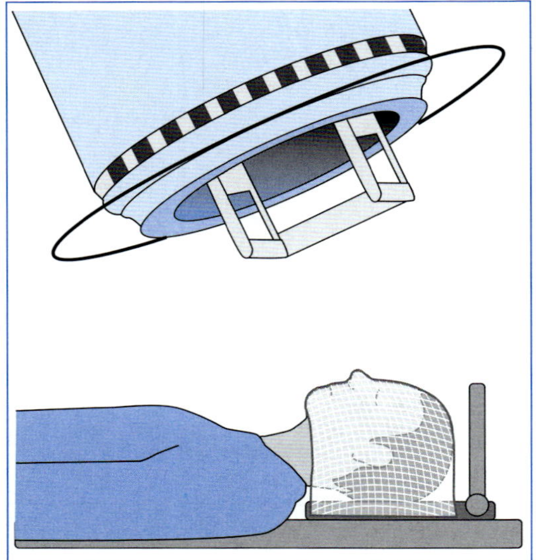

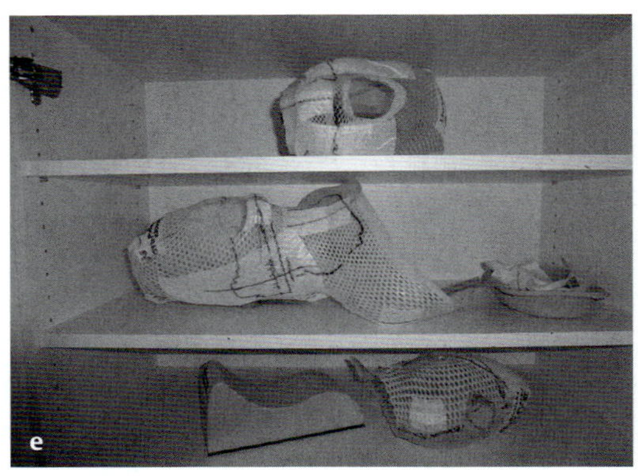

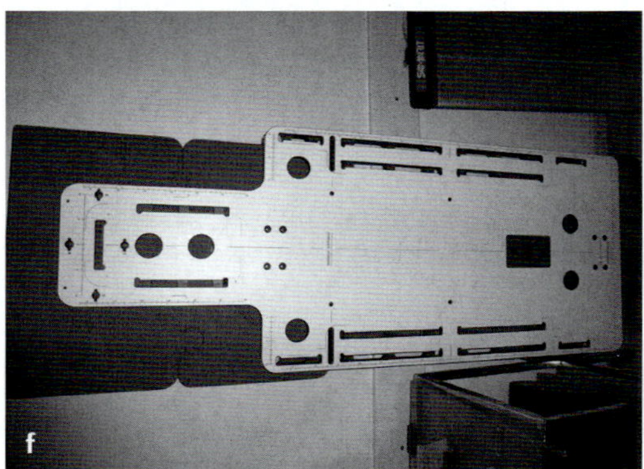

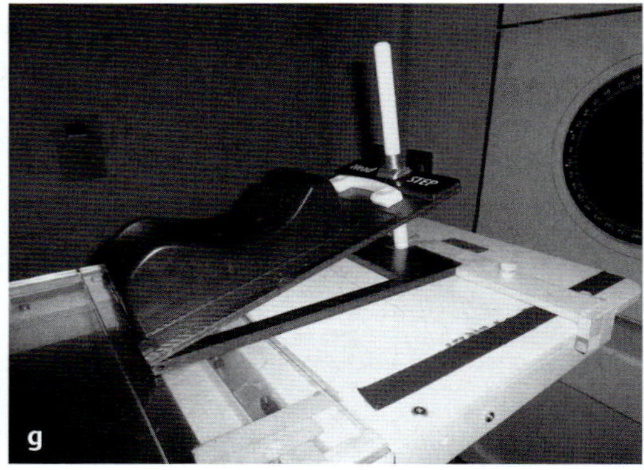

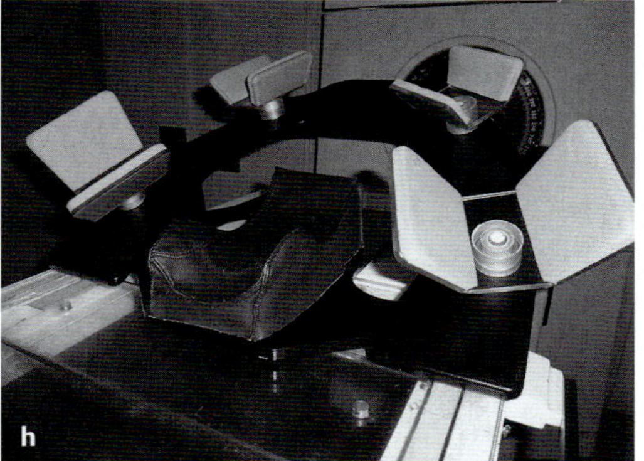

Abb. 3.26 Lagerungsmaterialien – Fortsetzung:
d Schematische Darstellung der Maskenbestrahlung.
e Angefertigte Masken.
f Maskenhalterung, Lagerungsbord zum Befestigen der Lagerungshilfen und Masken.
g „Innsbrucker" Maskenhalterung (um 23 Stufen winkel-/höhenverstellbar).
h Mammaboard.

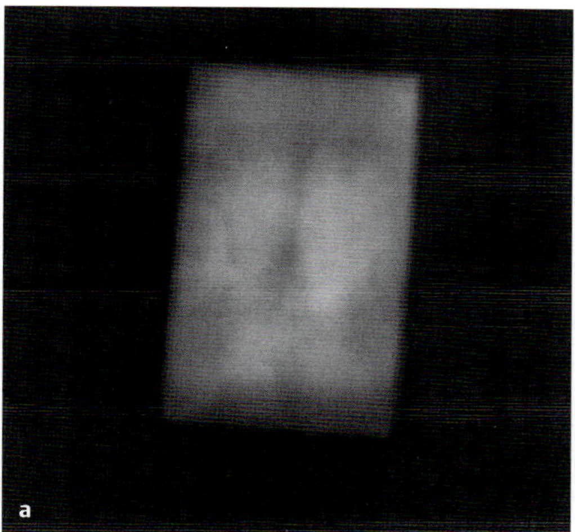

a

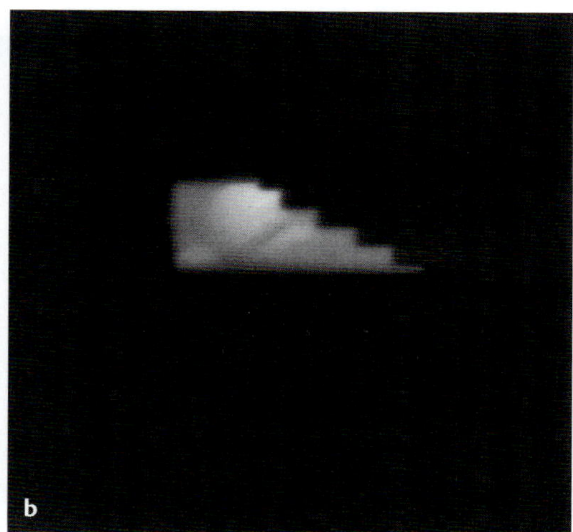

b

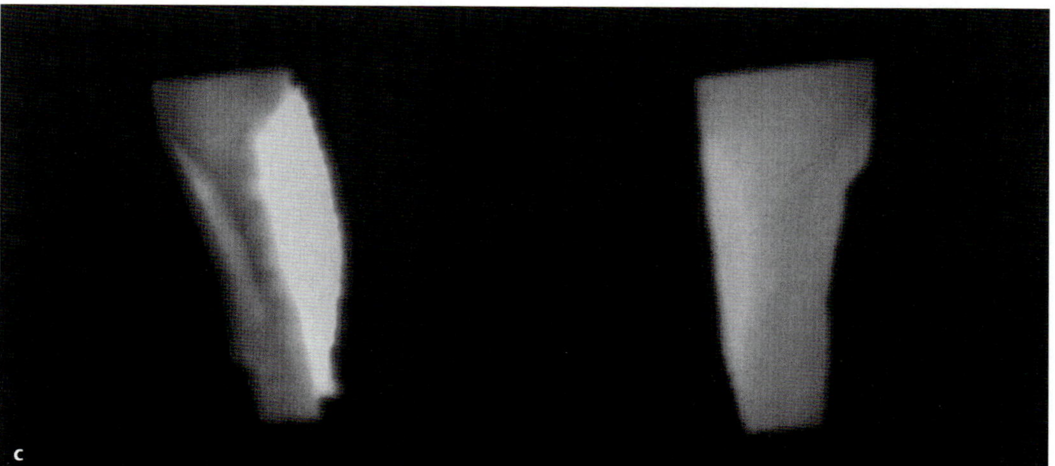

c

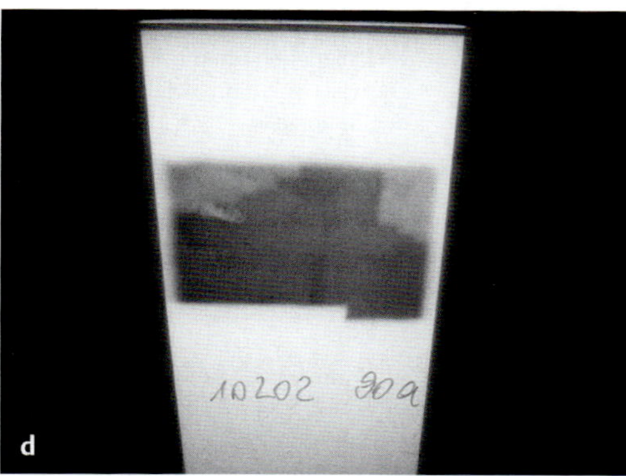

d

Abb. 3.27 Verifikationsaufnahmen. Durch Strahlung kontrastierte digitale Aufnahmen zur Lagerungskontrolle (Beamview a – c).

a Viereckiges Bestrahlungsfeld bei ossären Metastasen im Becken.

b Supraklavikuläre Lymphabflusswege rechts bei Mammakarzinom.

c Mammatangente (beachte Lungensaum) bei Brustkrebs, von medial und lateral, mehr und weniger verarbeitet (enhanced, kontrastiert).

d Am Alternator: beschriftet, mitgelaufene Röntgenaufnahme, belichtet durch Bestrahlung, Knochenstrukturen nachvollziehbar.

4 Weitere Strategien der Tumorbehandlung

Therapieansätze.

- Kurativ (Heilung),
- palliativ (die Lebensqualität verbessernd),
- präoperativ (vor der Operation),
- postoperativ (nach der Operation),
- neoadjuvant (zur Tumorreduktion bzw. zum Downstaging, z. B. vor der Operation),
- adjuvant (unterstützend),
- konsolidierend (stabilisierend).

Therapiemethoden.

- Radiatio,
- Radiosensitizer (z. B. Metronidazol), macht die Zellen für die Bestrahlung sensibler/empfindlicher,
- Chemotherapie,
- „Hormontherapie" (korrekt Antihormontherapie genannt),
- Immuntherapie (abwehrsteigernde/unterstützende Therapie),
- Operation,
- Hyperthermie (lokale Tumorerwärmung auf 41 – 42,5 °C zur Sensibilisierung oder Zerstörung der Tumorzellen oder auch anderen Gewebes, je nach gewünschtem Ziel).

Chemotherapie/Zytostatika (Abb. 4.1)

Einige Begrifflichkeiten.

- Resistenz (kein Ansprechen),
- Kombinationen, Polychemotherapien,
- intermittierend (unterbrechend),
- Dauerbehandlung,
- Induktion (Einleitung),
- Erhaltung (weiterführende Therapie).

Nebenwirkungen.

- Besonders häufig: Übelkeit und Erbrechen (Emesis),
- Haarausfall,
- Organbeeinträchtigungen (Leber, Niere),
- Medikamenteninterferenz,
- Blutbildveränderungen (!),
- Leuko-, Thrombopenien,
- Anämie mit Immuninsuffizienz,
- Blutungsgefahr.

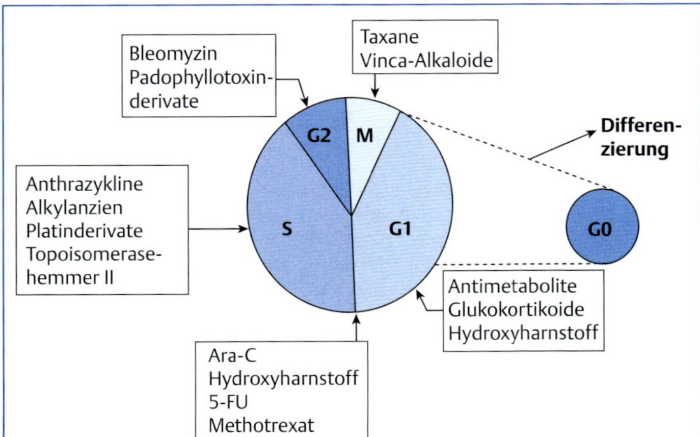

Abb. 4.1 Diverse Angriffspunkte der verschiedenen Chemotherapeutika im Zellzyklus mit dem Ziel der Zerstörung der Tumorzelle.

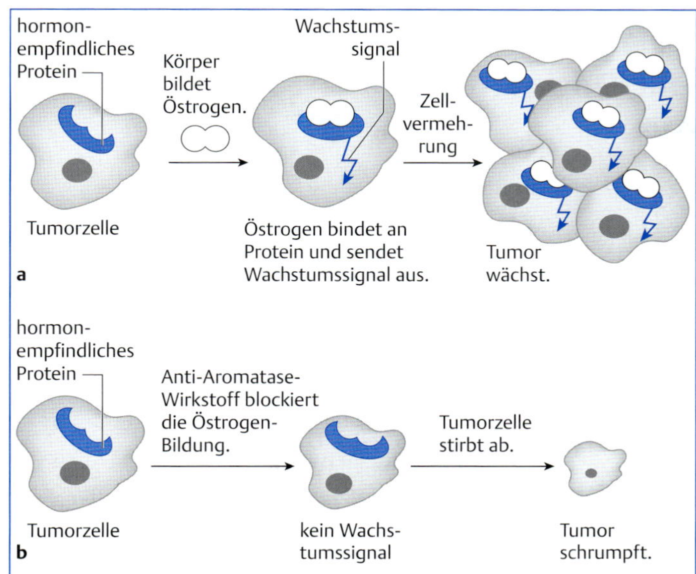

Abb. 4.2 Prinzip der Antihormontherapie.
a Die Tumorzelle wird durch Östrogen zur Zellteilung angeregt.
b Mit einem Imitat wird die Östrogenbildung geblockt, die Substanz bindet, kann aber keinen Effekt auslösen.

Hormontherapie (Abb. 4.2)

Varianten.

- Ablativ: Antihormontherapie; Bindung des Medikaments an die Hormonrezeptoren, damit die Tumorzelle kein Hormon mehr binden kann (der Pathologe analysiert, ob die Tumorzelle rezeptorpositiv ist),
- additiv: dazukommend.

Siehe auch Mammakarzinom (s. S. 75).

Immuntherapie

In der Immuntherapie werden Immunmodulatoren zur Tumorabwehr eingesetzt; das Prinzip ähnelt dem der Hormon- oder Antihormontherapie. Die Immunabwehr wird gestärkt oder auch geschwächt (ähnlich der Desensibilisierung bei Allergie).

Die Radioimmuntherapie kann durch externe Bestrahlung oder per Infusion über den Blutweg erfolgen.

5 Physikalische Grundlagen der Strahlentherapie, Dosimetrie

Arten der Strahlung

- Korpuskularstrahlung (Teilchen):
  - Elektronen (e^-),
  - Protonen ($^+$),
  - α-Teilchen, Schwerionen,
  - Neutronen n (neutral/keine Ladung),
- Photonenstrahlung (Wellen): Röntgen-, γ-Strahlen (**Abb. 5.1**).

MERKE

Geschwindigkeit ist das Produkt aus Wellenlänge und Frequenz:

$C = \lambda \cdot v$

Die Wellengeschwindigkeit der elektromagnetischen Welle (Lichtgeschwindigkeit) beträgt im Vakuum 300 000 km/s.

Atomaufbau

Einige Begrifflichkeiten.

- Kern: aus Protonen- und Neutronenteilchen,
- Hülle: Schalen bzw. Bahnen oder Wolken mit schnellen Elektronen,
- Positron: positiv geladenes Teilchen, gleich schwer wie ein Elektron,
- Neutrino: keine Ladung,
- Isotop (= Nuklid): folgt aus Aufnahme oder Abgabe eines Neutrons (Radionuklid/Radioisotop genannt bei radioaktiven Eigenschaften),
- anderes Element (Kernladungszahl, Z-Zahl im Periodensystem): folgt aus Aufnahme oder Abgabe eines Protons,
- Ion: folgt aus Änderung der Zahl der Elektronen in der Hülle,
- Anregung: zugeführte Energie,
- Ionisation: angeregter Zustand,
- Schwächung: Absorption und Streuung (bei Materiendurchtritt).

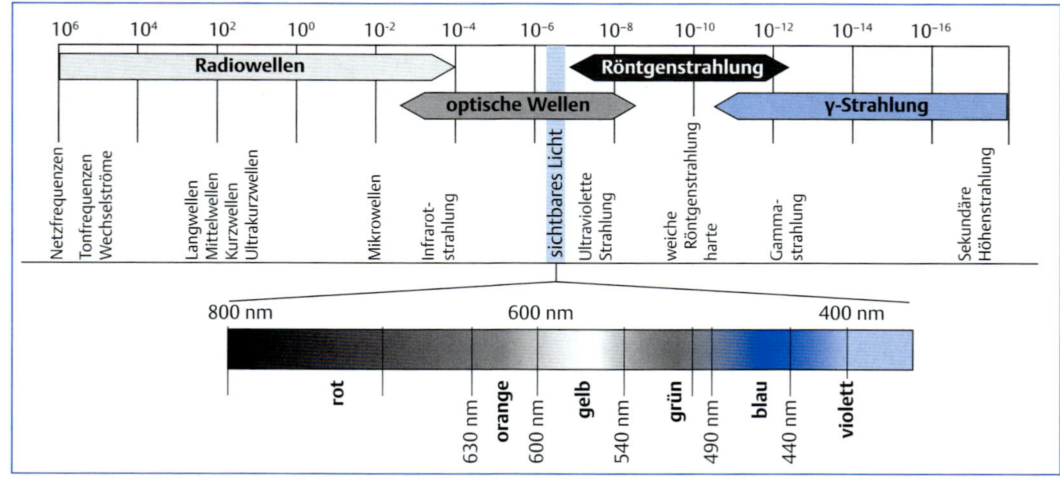

Abb. 5.1 Photonenstrahlung. Wellenlängen und ihre Farben und Anwendungsbereiche.

MERKE

- Fotoeffekt: Ein Elektron wird durch einfallende Photonenenergie frei (**Abb. 5.2 a**).
- Compton-Effekt: Compton-Elektron und langwelligere Energie werden frei (**Abb. 5.2 b**).
- Paarbildung: Ab einer zugeführten Energie von > 1,022 MeV in Kernnähe werden ein Positron und ein Elektron frei; die anderen Atome ionisieren. Das Positron verbindet sich mit dem Elektron, und die Masse wird frei; diametral entgegengesetzt sich entfernende Energie von je 0,511 MeV (**Abb. 5.2 c** und **d**).

Radioaktivität

Definition. Radioaktivität beruht auf instabilen, zerfallenden Atomkernen (aufgrund eines Proton- und Neutron-Missverhältnisses); bei diesem Zerfall wird Energie frei. Der Zerfall pro Sekunde wird in Bq (Becquerel) angegeben.

Physikalische Halbwertszeit. Die Halbwertszeit $T_{1/2}$ ist die Zeitspanne, innerhalb derer die Aktivität auf die Hälfte der anfänglichen Radioaktivität abgesunken ist.

$$N = N_0 \cdot 3\, e^{-\lambda t}$$

mit

λ = Zerfallskonstante

N_0 = Anfangskerne

t = Zeit

Die effektive Halbwertszeit setzt sich aus der physikalischen und der biologischen Halbwertszeit zusammen (**Tab. 5.1**).

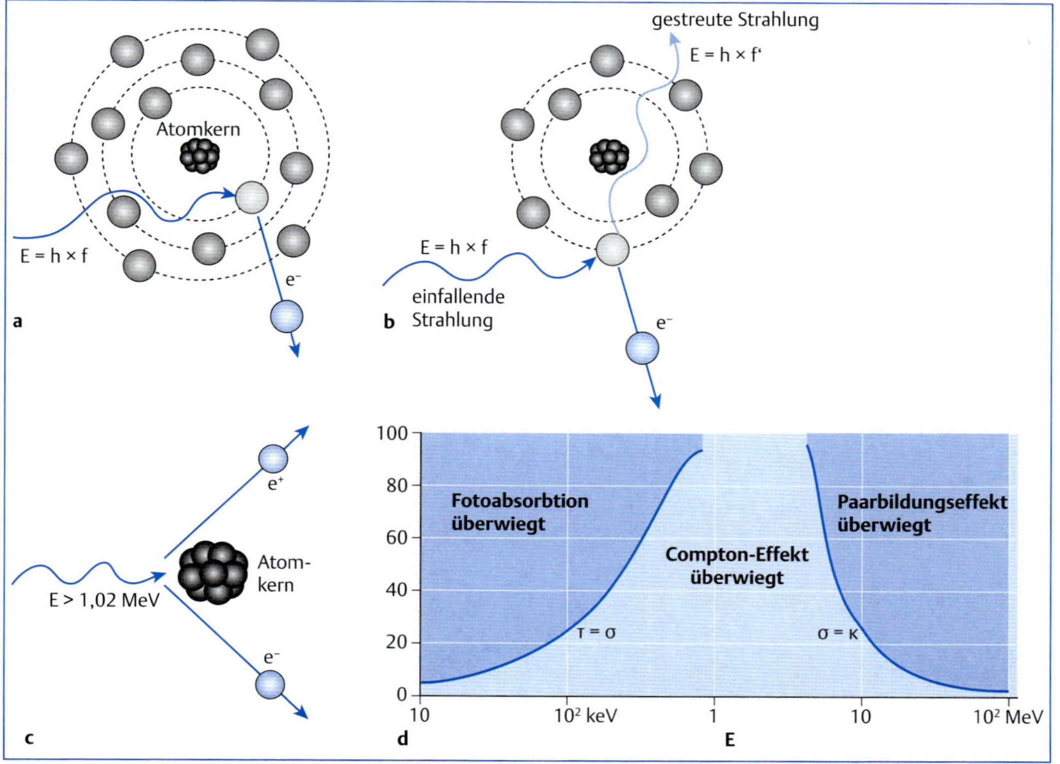

Abb. 5.2 Verschiedene Energieeffekte.

a Fotoeffekt.
b Compton-Effekt.
c Paarbildung.
d Effekte in Abhängigkeit von der zur Verfügung stehenden Energie.

Tabelle 5.1 Halbwertszeiten einiger in Kernkraftwerken sowie in der medizinischen Diagnostik und Therapie eingesetzter Nuklide.

Nuklid	Molekül	Halbwertszeit		Zerfalls-/Strahlenart	γ-Energie (keV)	E_{max} (MeV)	Verwendung	Kritisches Organ	Reichweite in Gewebe (mm)	
		physikalische HWZ	effektive HWZ						maximal	durchschnittlich
In Kernkraftwerken verwendete Nuklide										
^{241}Am (Americium)		457,7 Jahre	83,9 Jahre	α, γ				Knochen		
^{137}Cs (Cäsium)		30 Jahre	70 Tage	β, γ				Muskel		
^{131}I (Jod)		8,05 Tage	7,6 Tage	β, γ				Schilddrüse		
^{238}Pu (Plutonium)		86 Jahre	46,2 Jahre	α, γ				Knochen		
^{90}Sr (Strontium)		28,1 Jahre	17,5 Jahre	β				Knochen		
^{3}H (Tritium)		12,3 Jahre	10 Tage	β				Ganzkörper		
^{238}U (Uran)		$4,5 \cdot 10^9$ Jahre	15 Tage	α, γ				Niere		
In der medizinischen Diagnostik verwendete Nuklide										
^{99m}Tc (Technetium)		6 h		γ	140		Szintigrafie			
^{123}I (Jod)		13,2 h		γ	159		Szintigrafie			
^{125}I (Jod)		60 Tage		γ	30		In-Vitro-Tests (Radioimmunoassays)			
^{131}I (Jod)		8 Tage		γ, $β^-$	360		Therapie			
^{201}Tl (Thallium)		73 h		γ	72		Szintigrafie			
^{18}F (Fluor)		110 min		$β^+$	511		PET			
^{15}O (Sauerstoff)		2 min		$β^+$	511		PET			
In der medizinischen Therapie verwendete Nuklide										
^{90}Y (Yttrium)	Zitrat, Silikat	2,7 Tage		β		2,27			11,0	3,6
^{186}Re (Rhenium)	Kolloid, Sulfat	3,7 Tage		β, γ		1,07			3,6	1,2
^{169}Er (Erbium)	Zitrat	9,5 Tage		β		0,34			1,0	0,3

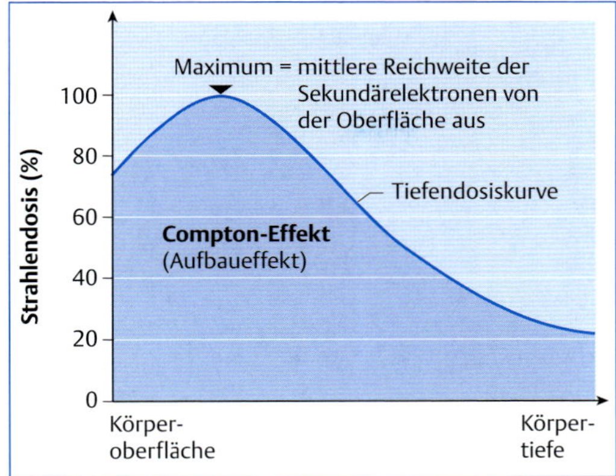

Abb. 5.3 Verlauf der Dosis im Gewebe.

Radiosynoviorthese. Die in Tab. 5.1 genannten Präparate werden in arthrotische, degenerative oder entzündliche, schmerzhafte Gelenke gespritzt und ihre Verteilung überprüft. Damit soll die chronische Entzündung (Ursache der Beschwerdesymptomatik) bekämpft werden (s. Abb. 12.1). Zwischen 40 und 80% der Patienten erfahren Beschwerdefreiheit (mit Rückgang von Schmerzen, Schwellung).

Röntgenstrahlung

Definition. Ein Elektron wird aus der inneren Schale entfernt; das Loch wird aus der äußeren Schale aufgefüllt. Die freiwerdende Energie wird in Form elektromagnetischer Wellenstrahlung (Photonen) abgegeben.

Dosisverlauf im Gewebe. Treffen Photonen auf Materie, wird im Gewebe die Bildung von Sekundärelektronen ausgelöst. Diese bewegen sich in Richtung des Primärstrahls weiter, geben dabei Energie ab (Dosis) und haben eine unterschiedliche Reichweite (Abb. 5.3 und Abb. 5.4).

Röntgenanlage (Abb. 5.5). Durch den Kathodenstrom werden Elektronen frei, die auf hohe Geschwindigkeit gebracht und dann an der Anode abgebremst werden, wobei Strahlung frei wird. Dabei entstehen 99% Wärme und nur 1% Energie, Röntgenstrahlung oder sichtbares Licht.

MERKE

Abstandsquadratgesetz $1/r^2$: Mit dem Abstand nimmt die Dosis (im Quadrat zum Abstand) ab (Abb. 5.6).

Energiedosis. Energie pro Masse in Gy. Die Dosisleistung ist die Energie pro Zeit in Gy/s.

Äquivalentdosis. Energiedosis multipliziert mit dem Strahlungswichtungsfaktor w, gemessen in Sv (Sievert). Ein Sievert ist die Dosis, die die verschiedenen Strahlenarten, mit ihrer Wichtung multipliziert, entsprechend applizieren (ihre Größe bedingt einen unterschiedlichen Wirkungsgrad); anschaulicher Vergleich: Aufprall eines Dreirads (entspricht einem Elektron) und eines Lkw (entspricht einem Proton oder α-Strahlung) auf eine Mauer.

Wichtungsfaktoren w:

- 1 für Röntgen-, γ-Strahlung, Elektronen,
- 1,3 für Protonenstrahlung,
- 5–10 für leichte Ionen,
- 10–20 für Neutronen,
- 20 für α-Teilchen, schwere Kerne.

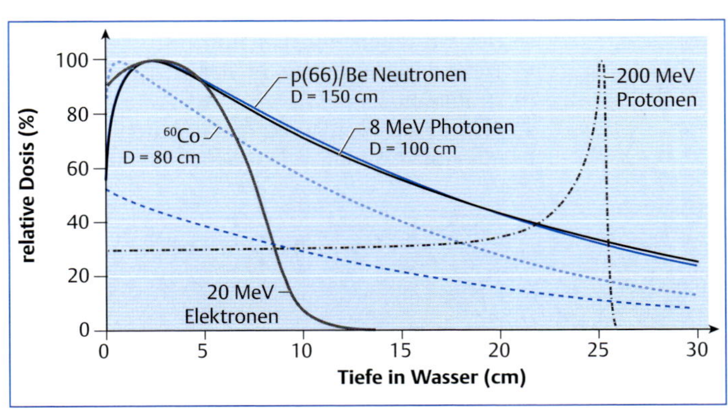

Abb. 5.4 Abhängigkeit der Strahlendosis verschiedener Strahlenqualitäten von der Eindringtiefe in Wasser.

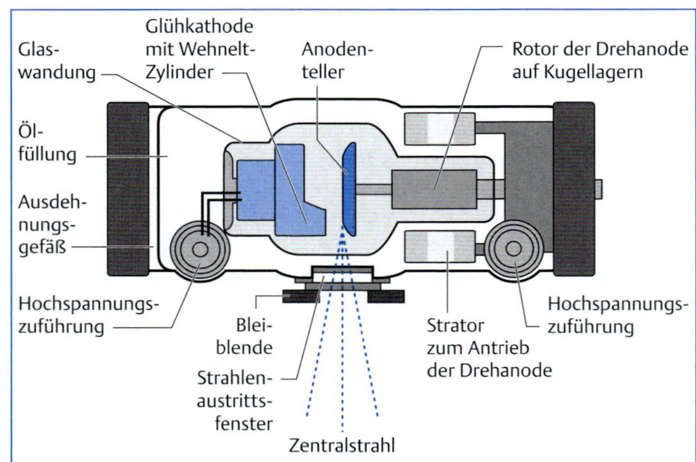

Abb. 5.5 Schematischer Aufbau einer Röntgenanlage.

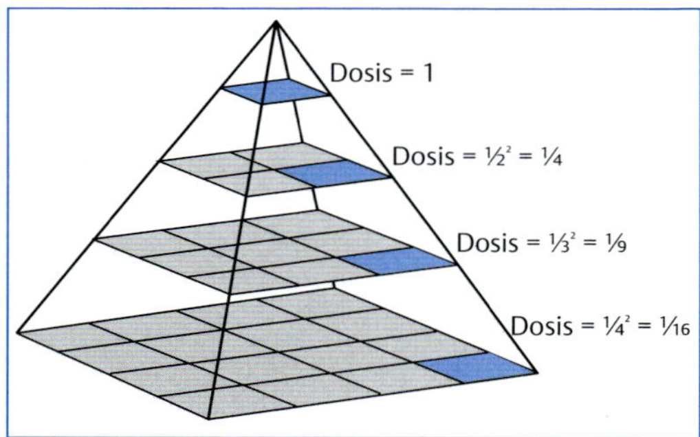

Abb. 5.6 Abstandsquadratgesetz.

Relative biologische Wirksamkeit. Energiedosis unter Standardbedingungen im Verhältnis zur Energiedosis einer Teststrahlung.

- 1 für 200 kV Röntgenstrahlung,
- 0,8 – 1 für Elektronen,
- 1 – 1,3 für Protonen.

Einfallsdosis. Das Flächendosisprodukt (FDP) entspricht dem Produkt aus Fläche und Dosis. Die Einfallsdosis ist die innerhalb des Fokus-Haut-Abstands, also des Abstands zwischen Strahlungsquelle und Haut, „auf der Haut" auftreffende Dosis. Sie wird beeinflusst durch:

- Streufaktoren (im Gewebe/durch das Gewebe),
- Rückstreuung (aus Gewebe), back scatter,
- Streuzusatzdosis (zu Einfallsdosis addiert),
- Oberflächendosis auf der Haut,
- Maximaldosis D_{max}.

Zielvolumendosis.

- Dosis im Zielvolumen,
- Referenzdosis im Referenzpunkt (frei erwählter Punkt im Zielvolumen zur Referenz bzw. zum Ver-/Abgleich),
- Isodosenlinien (z. B. in % oder 50 Gy Isodose; Linien gleicher Dosis oder Flächen oder Volumina innerhalb dieser Linien mit gleicher Dosis),
- Dosisverteilung im 3D-Raum,
- Tiefendosisverteilung in der Achse des Nutzstrahlbündels,
- Austrittsdosis an der Körperaustrittsseite,
- Integral-/Raumdosis in Gy/cm^3.

6 Strahlenschutz, Verordnungen und Richtlinien

Nach Empfehlung der ICRP (International Commission on Radiation Protection). Es müssen die Richtlinien 96/29/EURATOM [17] und 97/43/EURATOM EU [18] umgesetzt werden.

MERKE

Alara-Prinzip: „as low as reasonably achievable" (so wenig Strahlung wie möglich und vertretbar einsetzen nach Alternativbetrachtung). Gilt für Bevölkerung und Personal.

In Deutschland geltende Verordnungen.

- Röntgenverordnung RöV 2002 (bis maximal 1 MeV) [26],
- Strahlenschutzverordnung StrlSchV 11/2011 (> 1 MeV; BRD) [14].

Relevante Dosisgrößen (s. o.).

- Energiedosis,
- Äquivalentdosis,
- effektive Dosis,
- Ortsdosis,
- Ortsdosisleistung,
- Organdosis,
- Körperdosis,
- Folgedosis (im Bezugszeitraum),
- Personendosis: bezogen auf verschiedene Bereiche (Sperrbereich: Dosisleistung ≥ 3 mSv/h).

Dosimeter

Zu tragen ist zur Überwachung der erhaltenen Dosis an exponierter Stelle am Körper während der Dienstzeit ein amtliches Filmdosimeter (Abb. 6.1 und Abb. 6.2). Mithilfe dessen lässt sich Folgendes ermitteln:

- Schwärzung,
- Einfallsrichtung,
- Strahlenart,
- Strahlenenergie.

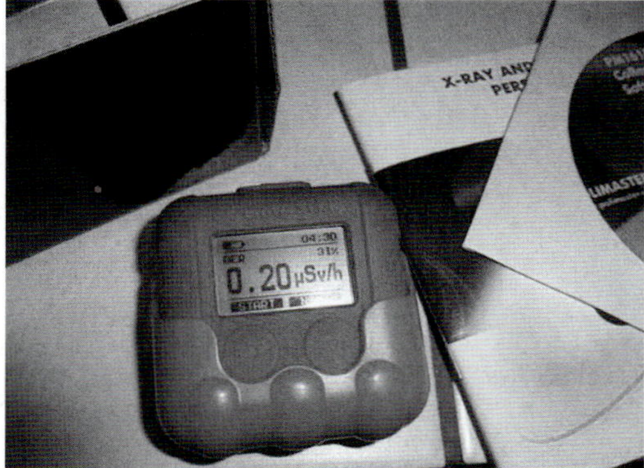

Abb. 6.1 Geräte zur Strahlungsdosiskontrolle.
Filmdosimeter (neu: grau, scharz, blau und orange): auszuwerten und 1 × im Monat einzuschicken.
TAC schwarz: gibt den Bestrahlungsraum zur Radiotherapie nur frei, wenn TAC-Sensor und Bewegungsmelder vor der Bestrahlungsraumtür für Personal vorgefunden werden, das Personal also den Raum verlassen hat (neue Richtlinien, Raumüberwachungsanlage).
Stabdosimeter haben 2011 ihre Gültigkeit verloren, sie waren direkt ablesbar (1 × täglich) und einzutragen (nicht abgebildet).

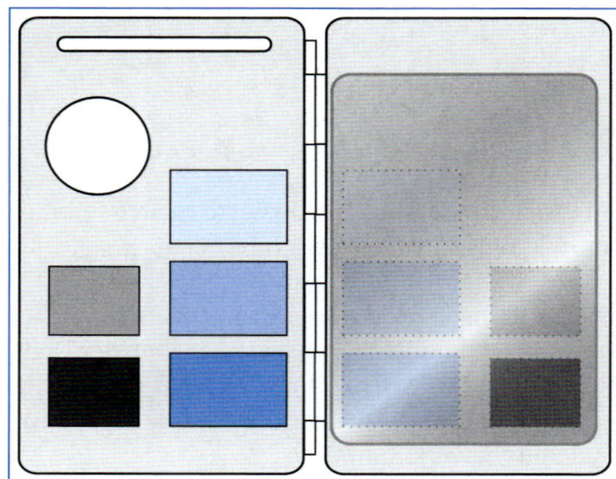

Abb. 6.2 Bestandteile eines Filmdosimeters.
Röntgenfilm, 3 Kupferfilter verschiedener Dicke, Bleifilter; Felder 1 – 6 hinter verschiedenen Folien.

Tabelle 6.1 Dosisgrenzwerte für beruflich strahlenexponierte Erwachsene gemäß der Richtlinie für die physikalische Strahlenschutzkontrolle zur Ermittlung der Körperdosen (nach: RöV/StrSchV 2011 [27, 37]).

Körperorgane	Dosisgrenzwerte (mSv)	
	Kategorie A	Kategorie B
effektive Dosis	> 6 und ≤ 20	> 1 und ≤ 6
Augenlinse	> 45 und ≤ 150	> 15
Haut, Hände, Unterarme, Füße, Knöchel	> 150 und ≤ 500	> 50
Keimdrüsen, Gebärmutter, rotes Knochenmark	50	
Gebärmutter ungeborenes Kind	2 pro Monat, 1 pro Schwangerschaft	
Schilddrüse, Knochenoberfläche	300	
Dickdarm, Lunge, Magen, Blase, Brust, Leber usw.	150	
Berufslebensdosis	400	

Der Wert sollte unter 0,1 mSv pro Monat bleiben; das Dosimeter wird zur Dosisbestimmung eingeschickt. Der Gewebewichtungsfaktor wT dient zur Berechnung der effektiven Dosis.

MERKE

Es besteht für beruflich Strahlenexponierte Duldungspflicht sowohl zur Personendosimetrie selbst als auch zum Tragen des Stabdosimeters und der Verantwortung dafür.

Dosisgrenzwerte

Für beruflich Strahlenexponierte gelten die in Tab. 6.1 aufgeführten Dosisgrenzwerte.

Effektive Dosen für die einzelnen Arbeitsbereiche. In den Verordnungen festgelegt; Angaben der Ortsdosisleistung/-dosis pro Jahr.

- Allgemeines Staatsgebiet: 1 bzw. 0,3 mSv, Personengrenzwert: 1 mSv,
- Überwachungsbereich: > 1 – 6 mSv (strahlenexponierte Personen der Kategorie B: heute Ärzte, MTRA usw.),
- Kontrollbereich: > 6 – 20 mSv (Kategorie A) (Ärzte, MTRA/Radiologietechnologen),
- Sperrbereich: > 3 mSv/h, Aufenthalt nicht gestattet, Ausnahme: Radiotherapiepatient.

MERKE

Strahlenexponierte Personen sind zu belehren (vor dem ersten Betreten und dann 1 × pro Jahr); es sind jährliche Strahlenschutzuntersuchungen durchzuführen.

Praktische Maßnahmen

TIPP

Die wichtigsten Vorsichtsmaßnahmen sind die 4 „A“:

- Abstand (s. Abstandsquadratgesetz, Abb. 5.6),
- Abschirmung,
- Aufenthaltszeit („Kopf statt Blei“),
- keine Aufnahme von Radionukliden (Trinken, Essen, Rauchen, Schminken, Mundpipettieren verboten!).

Abschirmung (Abb. 6.3).

- α-Strahlen: durch Luft abgeschirmt,
- β- und Elektronenstrahlen: doppelte Abschirmung:
  - Material niedriger Ordnungszahl für Elektronen (Plexiglas),
  - Material hoher Ordnungszahl für sekundäre Röntgenstrahlen (Blei),
- Photonen: Halbwerts-, Zehntelwertsschichtdicke = Schichtdicke, die die Dosisleistung halbiert oder auf Zehntel herabsetzt.

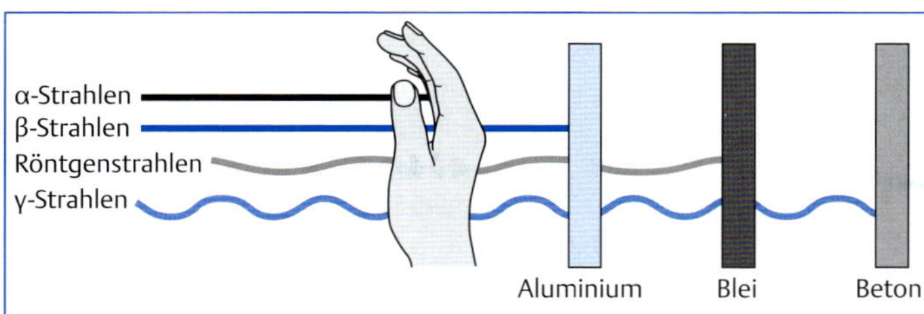

Abb. 6.3 Strahlendurchtritt durch verschiedene Materialien.

Der Schwächungsgleichwert in Blei entspricht dem Bleigleichwert. In der Röntgendiagnostik werden Bleigummischürzen mit 0,35 – 0,5 mm Dicke verwendet. Für die Strahlentherapie ist das gefährlich aufgrund der Compton-Streuung: Es kommt zu Röntgenstrahlenentstehung im Körper und Hautbelastung durch sekundäre Elektronen. Deshalb werden Schilde und Türen aus Blei verwendet und Beton mit Baryt oder Normalbeton.

Maßnahmen zur Prophylaxe von zu hoher Strahlenexposition.

- Besser eine gute Anamnese als vorschneller Strahleneinsatz,
- Wiederholungsuntersuchungen vermeiden,
- Durchleuchtungszeit maximal kurz halten,
- Zahl der Aufnahmen gering halten,
- kV-Wert und mAs-Produkt auf die Untersuchung optimal abstimmen,
- Flächen-Dosis-Produkt optimieren,
- Strahlenfeldgröße optimieren,
- Durchleuchtungszeit dokumentieren.

CAVE

Es muss stets eine Gravidität (Schwangerschaft) abgefragt werden. Für die deterministische Fruchtschädigung liegt die Schwellendosis bei 50 mSv. Für die Malignominduktion beim Kind gibt es keine Schwellendosis!

Maßnahmen zur Optimierung der Aufnahmetechnik.

- Geeignete Strahlenqualität auswählen,
- Röhrenstrom-Zeit-Produkt in mAs optimieren,
- Fokus-Patient-, Patient-Detektor-Abstand optimieren,
- Feldgröße passend einstellen,
- maximale Empfindlichkeit des Detektorsystems wählen,
- Strahlenschutzzubehör einsetzen,
- Durchleuchtungszeit maximal kurz halten,
- Streustrahlenraster optimieren,
- Röhrenspannungen hoch wählen (bedeutet durchdringungsfähigere Strahlen und ist positiv für Bildgebung und schonender für den Patienten; Mehr- bzw. Multipulstechnikgeneratoren stellen konstant hohe Spannungen zur Verfügung),
- Filterung der weichen Strahlungsanteile, die im Gewebe des Patienten „stecken bleiben" und zur Bildgebung nicht beitragen:
  - 70 kV: 1,5 mm Aluminiumgleichwert Al,
  - > 70 kV: > 2,5 – 3 mm Aluminiumgleichwert Al,
  - bei der Mammografie: 0,5 mm Aluminium und 0,03 mm Molybdän (Weichstrahltechnik),
- Bildempfängersystem maximal empfindlich einstellen:
  - meist noch analoge Techniken: durch Folien Verstärkung um 100 – 800,
  - digitale Techniken: Pixel (Ortsauflösung), Bildnachbearbeitung möglich,
- Gonadenschutz (Hodenkapsel) anbieten (**Abb. 6.4**).

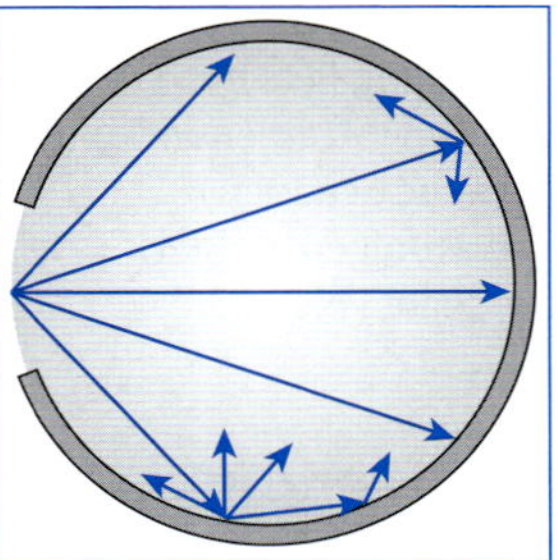

Abb. 6.4 Cave: Streustrahlung innerhalb einer Kapsel (z. B. Hodenkapsel).

TIPP

Wichtig ist, alle Bestrahlungsparameter und Schutzmaßnahmen maximal bedacht zu haben und situationsgerecht einzusetzen!

Maßnahmen zum Personalschutz.

- Bauart/Gerätezustand optimieren,
- bauliche Maßnahmen maximieren,
- Strahlenschutzzubehör und korrekte Nutzung,
- korrektes Verhalten,
- Durchlassstrahlenmessung,
- Operationsbleigummischürze mit 0,25 mm Aluminiumgleichwert.

Folgenden Strahlungsdosen ist man im Alltag (schon außerhalb des Berufs) ausgesetzt:

- Mittlere Konzentration in der Raumluft:
  - ^{222}Ra (Radon): ca. 50 Bq/m^2,
  - Radonzerfallsprodukte: ca. 15 Bq/m^2,
- mittlere jährlich inhalierte Aktivität:
  - ^{222}Ra (Radon): ca. 250 000 Bq,
  - Radonzerfallsprodukte: 300 000 – 400 000 Bq,
- mittlere Äquivalentdosis pro Jahr:
  - Bronchialepithel: 15 – 20 mSv,
  - pulmonärer Lungenbereich: 2 – 3 mSv,
  - andere Körpergewebe: 0,03 – 0,3 mSv.

Abb. 6.5 zeigt als Beispiel die Strahlenbelastung, der man im Rahmen der CT-Diagnostik ausgesetzt ist.

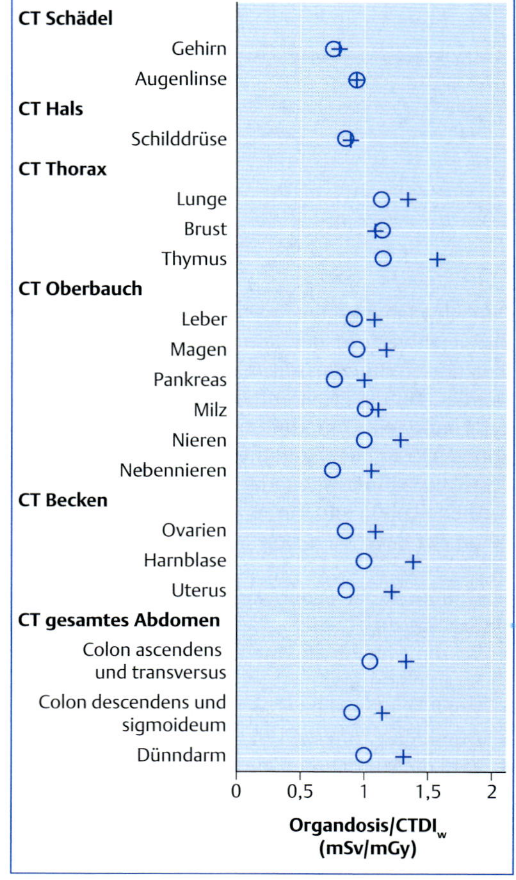

Abb. 6.5 Strahlenbelastung durch CT-Diagnostik. CTDI = CT-Dosisindex; ○ = Tomoscan CXIS; + = Somatom DRH.

Nuklearmedizin. Verwendet werden als Radionuklide ^{99m}Tc, ^{99m}Tc-markierte Isonitrile und ^{99m}Tc-MIBI (MIBI: Methoxyisobutylisonitril) in der Myokarddiagnostik.

- Akquisitionszeit maximal kurz halten,
- Indikationsstellung prüfen,
- geeignete Tracer einsetzen,
- vorausschauend planen (s. oben),
- Qualitätskontrolle, -sicherung beachten,
- Schutz vor stochastischen Strahlenwirkungen (Kanzerogenese, genetische Schäden),
- deterministische Strahlenfolgen so gering wie möglich halten (akute, späte Folgen).

Patientenschutz.

- Folgende Faktoren optimal auswählen:
  - Strahlenart,
  - Behandlungstechnik,
  - Kollimierung,
  - Einzeldosis,
  - Fraktionierung,
  - Gesamtdosis,
- Begleit-, Supportivtherapie einsetzen,
- Gonadenschutz (Ovaropexie; Hodenkapsel wirkt um den Faktor 5 – 10 strahlungsreduzierend) auch bei abdominaler Radiotherapie anbieten bzw. einsetzen,
- Durchlassstrahlung (Leckstrahlung Strahlerkopf): jährliche Überprüfung beachten,
- bei Weich-, Hartstrahltechnik gutartiger Erkrankungen: Einblendung (Tubus, Blei) einsetzen,
- Bleigummischürzen,
- Gonadendistanzierung anwenden,
- über Alternativen zur Radiotherapie aufklären!

Dokumentation.

- Eingesetztes Gerät,
- behandelter Patient,
- Radiotherapiedaten:
  - Regionangabe,
  - Patientenlagerung,
  - Datum, Tage, Feldnummern, Bezeichnungen, Größen,
  - Qualität, Energie,
  - Röhrenspannung, mAs,
  - Filterung, Blenden, Tubus, Satellit, Multileaf-Kollimatoren,
  - Einstellhilfen,
  - Referenzdosis, Zielvolumendosis, minimale Dosis, maximale Dosis, Zeit pro Feld,
  - Gantry, Kollimatoren, Fokus-Film-Abstand, Fokus-Haut-Abstand, Fokus-Achs-Abstand,
- Planungsdokumentation in Akte hinterlegen,
- Arzt, MTRA dokumentieren,
- Konzept, Plan, Lokalisationsaufnahmen, Verifikationen aufbewahren.

7 Strahlenbiologie

Strahlenschäden im Gewebe

Aufbau der Zelle.

- Zytoplasma (Zell-„Wasser"),
- Zellorganellen (von Membran umgebener Bereich in einer Zelle mit bestimmter Funktion, z. B. Mitochondrien, Endoplasmatisches Retikulum, Golgi-Apparat, Vesikel),
- Membranen (Häute, Wände),
- Zellkern (Organell, das die aus DNS [Desoxyribonukleinsäure] bestehenden Chromosomen enthält.

DNS-Molekül (Trägersubstanz für Gene). Ein DNS-Molekül besteht aus einem leiterförmigen Molekül, dessen „Streben" die Basenpaare (A–T, C–G) bilden. Die „Leiter" wird mithilfe spezieller Proteine zur Doppelhelix (Spirale) gewunden.

Zellzyklus (Abb. 7.1).

- G_1-, S-, G_2- und G_0-Phase: Aufbauphasen bis zur Mitose:
  - Synthese von Wachstumsfaktoren,
  - Kontrollen der DNS und des Zellwachstums,
  - Reduplikation des genetischen Materials,
  - Kontrollen der DNS-Replikation.
- Mitose: Zellteilung mit Verteilung der Chromosomen auf die Tochterzellen (Abb. 7.2).

Strahlenwirkung auf die Zelle (direkt oder indirekt über Zwischenstufen; Abb. 7.3).

- Radiochemische Reaktionen: Radikalenbildung in 1 µs,
- biochemische Reaktionen: DNS-, Membranveränderungen in Sekunden bis Minuten, wenn keine Rekombination stattfindet,
- biologische Reaktionen, wenn keine Reparatur stattfindet:
  - genetische (am Genommaterial),
  - teratogene (den Embryo verändernd bis abtötend),
  - somatische (körperlich morphologische) Strahlenfolgen in Stunden bis Jahren.

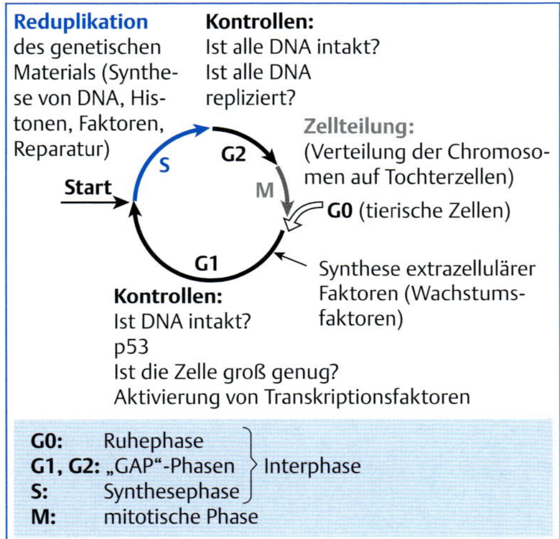

Abb. 7.1 Zellzyklus

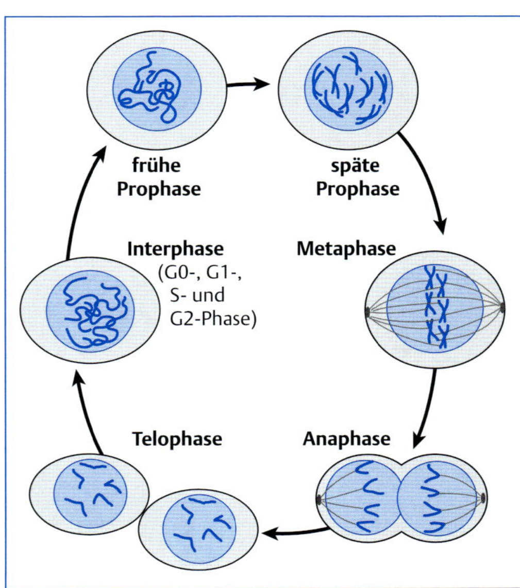

Abb. 7.2 Mitose (Zellteilungsvorgang).

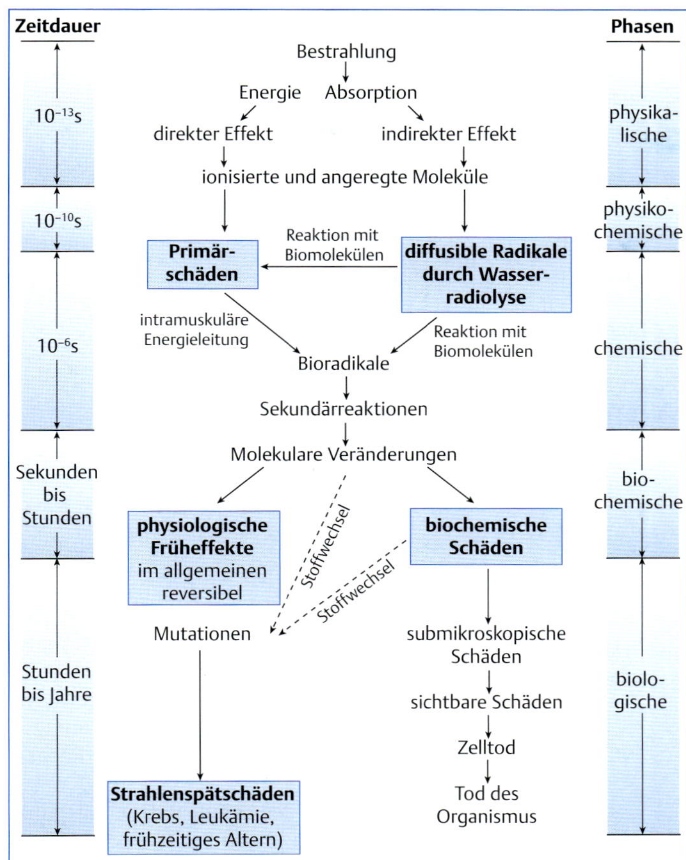

Abb. 7.3 Wechselwirkung ionisierender Strahlen mit biologischen Geweben im Zeitfenster.

Wasserradiolyse. Wassermolekülaufspaltung und Reaktionen durch Strahlung mit Radikalenbildung:

- Ionisation von H_2O-Molekülen: $H_2O \rightarrow H_2O^+ + e^-$.
- Das positive Ion zerfällt: $H_2O^+ \rightarrow H^+ + H$ (= OH-Radikal).
- Das Elektron reagiert mit einem weiteren Wassermolekül: $e^- + H_2O \rightarrow OH^- + \hat{H}$ (H-Radikal).

MERKE

Radikale sind sehr aggressive, reaktionsfreudige, „unausgeglichene" Moleküle.
Sauerstoffeffekt: Veränderte Strahlenwirkungen in Gegenwart von Sauerstoff; die Strahlung ist um den Faktor 3 effektiver.

Reparationsfähigkeit des Gewebes (Erholungseffekt)

Durch Strahlung verursachte Schäden am Genom.

- Strangbrüche,
- Basenschäden,
- DNS-Vernetzungen (Crosslinks),
- Bulky Lesions (große Läsionen).

Einzelstrangschäden entsprechen einer Genmutation, Doppelstrangschäden einer Chromosomenmutation.

Reparaturfunktionen des Gewebes.

- Housekeeping Function: einfache Schäden; Verknüpfung, Rejoining (Wiederverbindung) durch Ligase,

- Exzisionsreparatur: Basenexzisions-, Strangexzisionsreparatur; durch dabei auftretende Fehler: Mismatch Repair,
- Reparatur von Doppelstrangbrüchen: Nukleotidexzisionsreparatur.

Dauer der Reparatur.
- Schnelle Reparatur: 10 – 20 min,
- langsame Reparatur: einige Stunden (2 – 12 h; meistens nach 2 h; alle 6 – 8 h in Normalgeweben),
- interzelluläre Reparatur: Stunden bis Tage.

Tödlicher Strahlenschaden. Ein subletaler Strahlenschaden entspricht der Schulter in der Überlebenskurve (s. unten; ähnlich: potenziell letaler Strahlenschaden).

MERKE

Generell gilt:
- Eine einmalige hohe Strahlendosis verursacht großen Schaden.
- Eine insgesamt gleich hohe Strahlendosis, verabreicht in mehreren Fraktionen, hat eine geringere relative biologische Wirksamkeit.

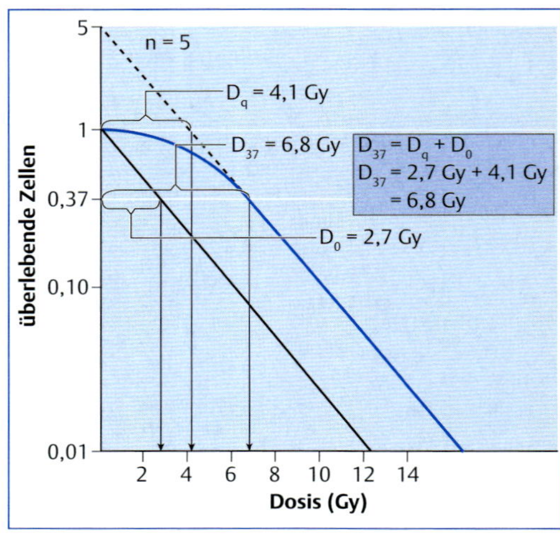

Abb. 7.4 Beispiel einer Dosis-Effekt-Kurve.

Zellüberlebenskurven

Zell-Kill (Zellinaktivierung) bei angewandter Strahlung. Bei Auftragung einer Dosis-Effekt-Kurve in linearem Maßstab ergibt sich ein sigmoidaler (S-förmiger) Verlauf der Anzahl der überlebenden Zellen (Surviving Fraction). Daher werden solche Kurven meist halblogarithmisch aufgetragen: Auf der y-Achse wird in logarithmischem Maßstab aufgetragen, auf der x-Achse linear (**Abb. 7.4**).

Bezogen auf die Strahlentherapiewirkung existieren verschiedene Modelle:

Multitarget-Modell.

$$D_q = D_0 \cdot \log n$$

mit

D_0 = Strahlenresistenz = Steigung des linearen Kurvenanteils im halblogarithmischen Maßstab = Dosis, die im geradlinigen/exponentiellen Teil der Dosis-Effekt-Kurve die Zahl der überlebenden Zellen auf 1/e = 0,37 (37 %) vermindert

n = Verlängerung des linearen Anteils und Schnittpunkt mit y-Achse (Dosis 0 Gy) = Empfindlichkeit der Zelle = Breite der Schulter charakterisierend = Anzahl der Treffer, um Zelle zu töten (z. B.: 5 Treffer → Reparatur, da Erholung bis Abtötung → Schulter oder 1 Treffer → Gerade, da keine Reparatur → 1 Treffer tötet)

D_q = Verlängerung der Gerade und Schnittpunkt mit y-Achse (Dosis 1 Gy, also bei 100 % überlebenden Zellen) ergibt bestimmte Dosis D_q = Breite der Schulter bestimmend

D_q und n bestimmen die Reparaturfähigkeit, also die Schulter der Überlebenskurve. Die Breite zeigt die Erholungsfähigkeit an; bei α-Teilchen ist der Kurvenverlauf von Anfang an gerade abwärts ohne Schulter, d. h., es findet keine Erholung statt. Auf der y-Achse wird die Zahl der überlebenden Zellen aufgetragen, auf der x-Achse die Dosis in Gy:
- 0,37 → D_0,
- D37 = $D_q + D_0$.

Linear-quadratisches Modell (α/β-Modell). Zwei Komponenten in der Überlebenskurve bestimmen die Dosisabhängigkeit der Zellabtötung (**Abb. 7.5 a**):
- lineare Komponente α: geringe bzw. fehlende Reparatur (proportional zur Dosis; bestimmt die Anfangssteigerung im niedrigen Dosisbereich αD),
- quadratische Komponente β: höhere Reparaturkapazität (proportional dem Quadrat der Dosis; bestimmt die Krümmung der Kurve βD^2).

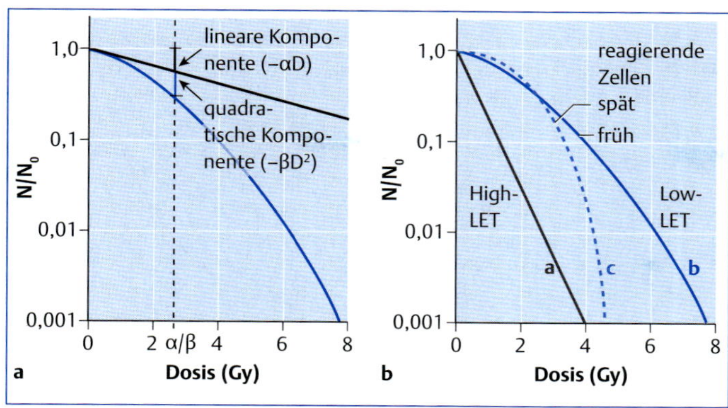

Abb. 7.5 Linear-quadratisches Modell.
a Lineare und quadratische Komponente des Modells.
b Linearer Energietransfer.

Die Dosis, bei der linear und quadratisch sich schneiden, ist der α/β-Wert. In den ersten beiden Dekaden des Zellüberlebens ist die tägliche Fraktionsdosis konventionell.

- Früh reagierendes Gewebe α/β (**Abb. 7.5 b**): 7 – 20 Gy; geringe Schulter in der Zellüberlebenskurve (Tumoren, Mukosa, Knochenmark, Samenepithel, Normalgewebe):
  - linearer Anteil α,
  - Gerade,
  - geringe Reparaturleistung,
  - egal, ob Einzeit oder Fraktionierung; entscheidend: Gesamtbehandlungszeit,
- Spät reagierende Gewebe (s. **Abb. 7.5 b**): 1 – 5 Gy; ausgeprägte Schulter in der Zellüberlebenskurve (Gehirn, Rückenmark, Niere, Lunge, Blase, Haut):
  - steilerer Dosisverlauf bei niedrigem α/β-Wert,
  - flacher Dosisverlauf bei hohem α/β-Wert,
  - quadratischer Term β,
  - Krümmung,
  - hohe Reparaturleistung,
  - Protrahierungs-, Fraktionierungseffekt groß (besser: kleine Dosis, verdünnt).

TIPP

Hervorragend dargestellt und erklärt wird das linear-quadratische Modell auf Wikipedia (http://de.wikipedia.org/wiki/Linearquadratisches_Modell).

Strahlensensibilität und Zellzyklus

Zur Erinnerung: Die strahlenempfindlichen Phasen des Zellzyklus sind die G_2-Phase und die Mitose.

Wird die Gesamtdosis in viele kleine Dosen verteilt (Fraktionierung), beginnt mit jeder Fraktion eine neue Schulterkurve (**Abb. 7.6**). Wegen Erholungseffekten ist bei Fraktionierung eine größere Gesamtdosis erforderlich als bei Einzeitbestrahlung. Beeinflussend wirken:

- Einzeldosis,
- Anzahl der Fraktionen,
- Abstand,
- Gesamtdosis,
- Gesamtbehandlungsdauer.

Fraktionierungs-/Protrahierungsfaktor.

- Fraktionierungsfaktor = Dosis fraktioniert/Einzeitbestrahlung,
- Protrahierungsfaktor = Dosis protrahiert/Kurzzeitbestrahlung einmalig.

Protrahierung (= Verzögerung, Behandlung wird gestreckt durch Aufteilen der Gesamtdosis in kleinere Teildosen oder in eine höhrere Anzahl der Bestrahlungstage); Verdünnung (weniger als oben beschrieben); unterschiedliche Erholungsfähigkeit, Zeitfaktor.

MERKE

Schwarzschild-Gesetz: Konzentrierte Strahlung ist biologisch wirksamer als verdünnte Bestrahlung (gilt für Photonen und Elektronen).

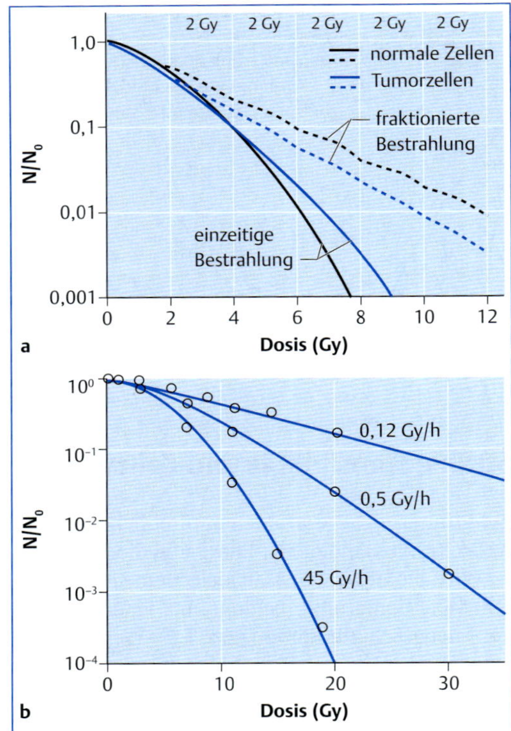

Abb. 7.6 Dosisfraktionierung.
a Prinzip der Dosisfraktionierung für normales und Tumorgewebe.
b Dosisfraktionierung in Abhängigkeit von der applizierten Dosis.

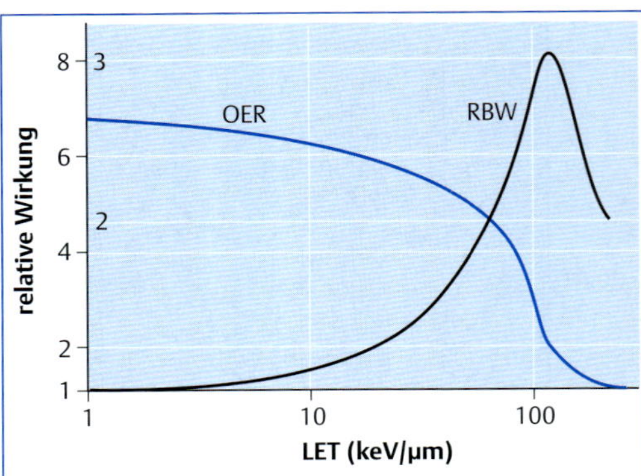

Abb. 7.7 Biologische Wirksamkeit (RBW) und Sauerstoffverstärkungsfaktor (OER) in Abhängigkeit vom linearen Energietransfer (LET).

MERKE

In Gegenwart von Sauerstoff sind alle Gewebe um den Faktor 2 – 3 strahlenempfindlicher als in Anoxie.

- Tumor anaerob: 2- bis 3-fache Dosis nötig,
- Tumor aerob: trotz ausreichender Dosis nur 15 – 50% der Tumorzellen im Vergleich zu hypoxischem Tumor zerstört.

MERKE

In Hypoxie sind die Nebenwirkungen der Radiatio an Normalgewebe reduziert.

Spektrum der Dosisraten.
- Low-Dose-Rate, 1 Gy
- Medium-Dose-Rate, 1 – 10 Gy/h,
- High-Dose-Rate, > 10 Gy.

Sauerstoffeffekt OER (Oxygen Enhancement Ratio). Strahlendosis unter anaeroben Bedingungen geteilt durch Strahlendosis unter aeroben Bedingungen. Der Sauerstoffverstärkungsfaktor OER gibt an, um wie viel größer die Strahlenwirkung in Gegenwart von Sauerstoff ist; die reaktive biologische Wirksamkeit (s. Kapitel „Röntgenstrahlung“, S. 37) wird meist verbessert, während der lineare Energietransfer (s. **Abb. 5.4**) meist relativ unbeeinflusst bleibt (**Abb. 7.7**).

Reoxygenierung.
- Schnell: innerhalb von Stunden,
- Langsam: innerhalb von Tagen.

MERKE

Bei ungenügender Reoxygenierung: Strahlenresistenz.

Elektivitätsfaktor. Strahlentherapieeffekt am Tumor geteilt durch Strahlentherapieeffekt am Normalgewebe.

Therapeutische Breite. Bei der Bestrahlung wird der Dosisbereich gesucht, in dem eine Heilung erreicht wird, ohne dem umgebenden gesunden Gewebe zu sehr zu schaden (Nutzen-Risiko-Abwägung; **Abb. 7.8**).

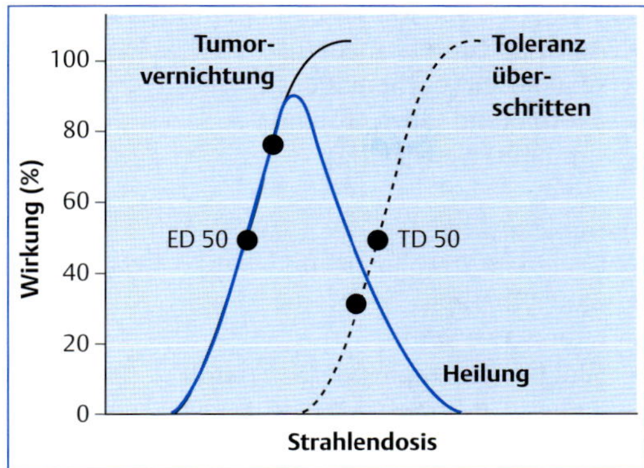

Abb. 7.8 Therapeutische Breite.
Der 1. Graph gibt die Tumorvernichtung in % im Verhältnis zur applizierten Dosis an. Der 2. Graph stellt die ansteigenden Nebenwirkungen in % am gesunden Gewebe mit ansteigender Dosis dar. Der Raum dazwischen entspricht der „therapeutischen Breite".
ED = Einzeldosis
TD = Toleranzdosis

Strahlenempfindlichkeit von Tumoren. Dosisangaben zur Tumorzellvernichtung:

- 20 – 30 Gy: Blutkrebs (Leukämie-Absiedelungen), Seminom,
- 30 – 45 Gy: Hodgkin-, Non-Hodgkin-Lymphom, Nephroblastom, Neuroblastom,
- 60 – 70 Gy: Mamma, Plattenepithelkarzinom, Adenokarzinom, Ewing-Sarkom, Dysgerminom, Weichteil, Gehirn,
- > 70 Gy: Sarkom.

Strahlenresistenz. Durch:

- Tumorvolumen (groß → Strahlenresistenz größer),
- Hypoxie (Hämoglobinanwesenheit bedeutet Sauerstoffanwesenheit → Vorteil),
- Repopulierung (neue Zellbildung),
- Repair (Tumor Shrinking → Proliferationsanreiz nach 20 – 30 Gy, intrinsische Strahlenresistenz),
- räumliche/zeitliche Dosisverteilung ungeeignet,
- individuelle Einflussgrößen (Lebensalter, Allgemeinzustand, Ernährungszustand, Nebendiagnosen, Noxen, Medikamente).

MERKE

Die 4 „R" in der Strahlenbiologie/Radiosensibilität:

- Repair (Erholung),
- Repopulierung (neue Zellzahlen),
- Redistribution (Neuverteilung im Zellzyklus),
- Reoxygenierung (wieder Sauerstoff verfügbar).

Bergonie-und-Tribondeau-Faustregel. Die Strahlungsempfindlichkeit ist bei steigender Proliferation zunehmend und bei höherer Differenzierung abnehmend.

Wirkungssteigerung durch verschiedene Fraktionierungsschemata. Durch Protrahierung kann sich der Tumor an die Strahlung anpassen. Deshalb sollte die Gesamtbehandlungsdauer möglichst kurz sein. Das Fraktionierungsschema muss angepasst an den zu behandelnden Tumor ausgewählt werden. Mögliche Fraktionierungsschemata:

- Konventionelle Fraktionierung: 1,8 – 2 Gy/Tag, 5 × pro Woche,
- konventionelle akzelerierte Bestrahlung: höhere Einzeldosis oder konventionelle Dosis 2 × täglich,
- hyperfraktionierte Bestrahlung: Unterteilung der täglichen Einzeldosis,
- hyperfraktionierte akzelerierte Bestrahlung: 1,5 – 1,8 Gy mehrmals täglich, z. B. 2 × pro Tag,
- hypofraktionierte Bestrahlung: z. B. 1 × Dosis pro Woche, 4 Gy (Cave!),
- Split Course (z. B. 2 Wochen Radiatio, 1 Woche Pause für Chemotherapie, 2 Wochen Radiatio).

MERKE

Bei Ausfällen gilt die Faustregel: + 0,7 Gy/Tag bei konventioneller Fraktionierung.

Hyperthermie (45 – 60 min). Tumorgewebe wird durch Erwärmung auf 41,5 – 42 °C sensibilisiert für Chemotherapeutika und/oder Radiosensitizer. 42,5 °C wirken tumorizid, von der Dauer der Wärmeeinwirkung abhängig. Thermal Enhancement Ratio (TER) 2 – 4 (Sensibilitätsfaktor).

Radiosensitizer. Machen sensibler für die Radiatio. Wirkung:

- Additiv (+),
- subadditiv (etwas +),
- überadditiv (viel +++), superadditiv (Cisplatin),
- hemmend (−), hemmt Reparaturmechanismen nach Strahlenschaden.

Radioprotektiva. Amifostin bietet Schutz vor den Nebenwirkungen der Radiatio.

Kombination von Radio- und Chemotherapie.

- Adjuvant (unterstützend),
- sequenziell (nacheinander),
- alternierend (abwechselnd),
- simultan (gleichzeitig).

Therapieansätze.

- Geeignete Strahlenarten,
- Brachytherapie,
- radioaktive Stoffe,
- Sauerstofftherapie (viel Sauerstoff),
- Radiatio in Gewebshypoxie (wenig Sauerstoff).

8 Strahlungswirkung

Strahlenexposition

- Extern (kosmisch, terrestrisch, künstlich),
- Inhalation (Radon → deshalb ist gute Raumbelüftung aktiver Strahlenschutz; Tabak),
- Ingestion (^{14}C [Kohlenstoff] in der Nahrung, Kernwaffentests, Strahlenunfälle).

In der Bundesrepublik Deutschland stammen 60% der Strahlung (2,4 mSv) aus der Natur, 40% (1,6 mSv) sind künstlichen Ursprungs.

MERKE

- Stochastische Strahlenfolgen (Zufall, dosisabhängige Wahrscheinlichkeit des Auftretens): Genetik, Kanzerogenese,
- deterministische Strahlenfolgen (Schwellendosis, Dosis bestimmt Schweregrad): akute und chronische Strahlenkrankheit, Fehlbildung, Wachstumsbehinderungen (**Abb. 8.1**).

Hormesis: stimulierender Effekt der Strahlung im niedrigen Dosisbereich (gutartige Erkrankungen, Rheuma im Bergwerkstollen, Saatgut).

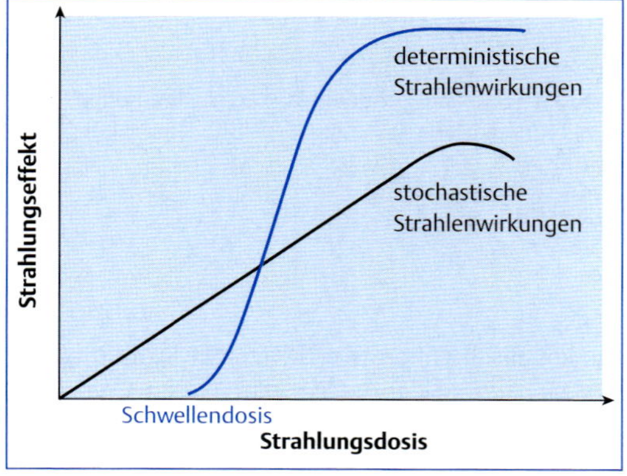

Abb. 8.1 Strahlenfolgen (deterministisch oder stochastisch).

Strahlengenetik

Mutationen. Mutation (Veränderung am Genommaterial; DNS-Schaden, Misrepair, bewegliche Chromosomenteile):

- Somatisch (körperlich),
- phänotypisch (die Morphologie bestimmend),
- biochemisch,
- letal (tödlich),
- stochastisch („Alles-oder-nichts-Regel"; zufällig; besonders an Keimzellen fatal: Keimzelle geschädigt, verändert oder abgetötet).

Einige Begrifflichkeiten.

- Mutationsverdoppelungsdosis 0,6 Sv/Jahr: Strahlung, die genauso viele Mutationen erzeugt, wie die spontane Mutationsrate ist,
- Genmutation: z.B. Deletion, Insertion, Inversion, Duplikation, Basenmodifikation (s. Kapitel „Strahlenbiologie", S. 44),
- Chromosomenmutation:
  - Euploidie: normaler Chromosomensatz,
  - Aneuploidie: nicht ganzzahliger Chromosomensatz,
- Chromosomensatz: Polyploidie: ganzzahlige Vervielfachung des Chromosomensatzes,
- Genommutation: Chromosomenzahländerung.

Ab > 25 mSv gibt es eine Dosis-Effekt-Beziehung zwischen somatischen Mutationen und Strahleneinwirkung. Beeinflussend wirkt der Zeitfaktor. Der lineare Energietransfer ist bei fraktionierter oder protrahierter Bestrahlung geringer; bei größerer Ionisationsdichte kommt es zu mehr Mutationen.

Strahlenfolgen

Teratogene Strahlenfolgen. Tod, Organfehlbildung, Wachstumsstörungen, normal oder ohne Folgen am Embryo bzw. Fetus (**Abb. 8.2**). Normale Entwicklung:

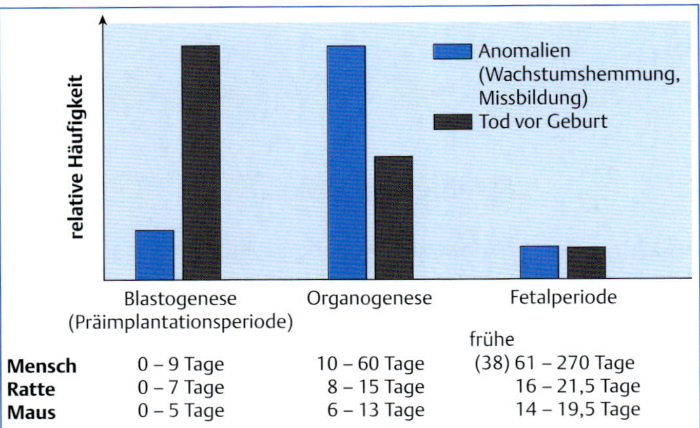

Abb. 8.2 Teratogene Strahlenfolgen in Abhängigkeit von der Schwangerschaftsphase.

- Blastogenese (Präimplantationsperiode): 10 Tage,
- Organogenese (Periode der Organdifferenzierung): 10 Tage bis 8. Woche,
- Fetogenese (Wachstumsphase): ab 8. Woche.

Somatische Strahlenfolgen. Kanzerogenese (Krebsentstehung). Von Ereignissen wie in Hiroshima und Nagasaki (Atombombenabwürfe), auf den Marshall-Inseln (Kernwaffenversuche), aus der Pionierzeit oder von Bergleuten ist sehr viel Wissenswertes über Strahlen und ihre Folgen bekannt. Die Latenzzeit bis zum Auftreten somatischer Strahlenfolgen beträgt **Jahrzehnte**.

Zivilisatorische Strahlenexposition. Die Strahlenexposition in der medizinischen Diagnostik zeigt Abb. 8.3. Im Vergleich dazu die vom Menschen verursachte und die natürliche Strahlenexposition (ungefähre Angaben):

- Anwendung ionisierender Strahlen und radioaktiver Stoffe in der Medizin: ca. 1500 µSv/Jahr,
- Inhalation von Radon und Radonfolgeprodukten: ca. 1400 µSv/Jahr,
- kosmische Strahlung auf 3000 m Höhe (Zugspitze): ca. 1100 µSv/Jahr,
- terrestrische Strahlung: ca. 400 µSv/Jahr,
- Röntgendiagnostik: ca. 400 µSv/Jahr,
- kosmische Strahlung auf Meereshöhe: ca. 300 µSv/Jahr,
- körpereigene Strahlung: ca. 270 µSv/Jahr,
- 3 Jetflugstunden pro Jahr: ca. 100 µSv/Jahr,
- Kernenergie einschließlich Tschernobyl: ca. 60 µSv/Jahr,
- Fernsehen: ca. 25 µSv/Jahr.

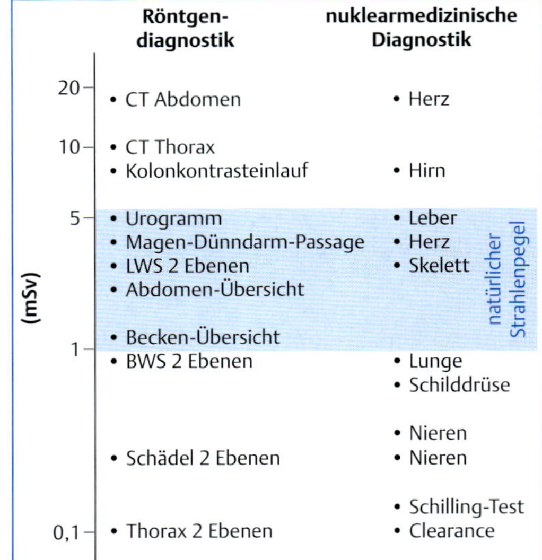

Abb. 8.3 Strahlenexposition in der medizinischen Diagnostik (modifiziert nach: Kursus NUK, Universität Würzburg).
LWS = Lendenwirbelsäule
BWS = Brustwirbelsäule

Die kosmische und die terrestrische Strahlung, der der Mensch ausgesetzt ist, hängen stark von seinem Aufenthaltsort ab: Die kosmische Strahlung ist im Gebirge höher als auf Meereshöhe; die terrestrische Strahlung wird durch Granit oder sedimentäres Gestein stärker blockiert als z. B. durch Meereswasser. Der Naturkreislauf der Strahlenexposition ist in Abb. 8.4 dargestellt.

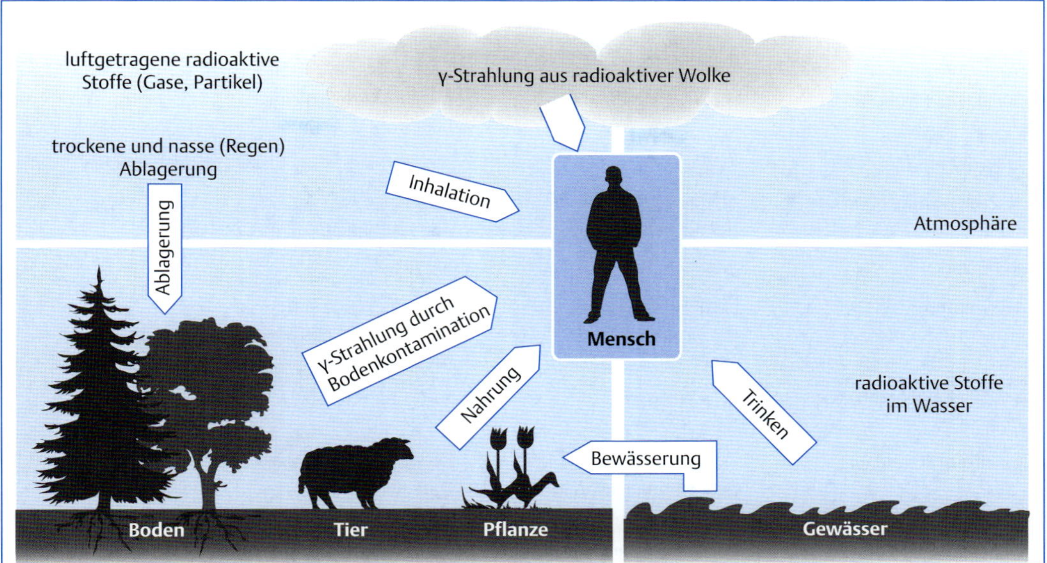

Abb. 8.4 Naturkreislauf der Strahlenexposition.

MERKE

Die medizinisch angewandte Strahlung ist für weniger als 1,5 % aller letalen Krebsfälle in der Bundesrepublik Deutschland verantwortlich!

TIPP

Die Toleranzdosen TD 5/5 bzw. TD 50/5 stehen für die Strahlenfolgen in 5 bzw. 50 % der Fälle in 5 Jahren.

Akute/chronische Strahlenfolgen.

- Akut:
  - innerhalb von 90 Tagen,
  - Gewebe: α/β-Wert = 9 – 13,
  - rasches Repopulierungsvermögen (Mukosa),
  - Split Course besser,
- chronisch:
  - nach 90 Tagen,
  - Gewebe: α/β-Wert = 0,5 – 5,
  - hohes Erholungs-, Reparaturvermögen,
  - Höhe der Einzeldosis (bei > 2,5 Gy verstärkte, bei < 2 Gy verminderte Nebenwirkungen).

Akutes Strahlensyndrom bei Strahlenunfall (**Tab. 8.1**).

- Prodromalsyndrom (Vorläuferstadium),
- hämatopoetisches Syndrom (> 1 Gy, 2 – 3 Wochen),
- gastrointestinales Syndrom (1 Gy, 3 – 5 Tage),
- ZNS- (zentralnervöses) Syndrom (20 Gy, 0,25 – 3 h).

MERKE

Die mittlere Letaldosis LD 30/50 bedeutet, dass bei 4 Gy Ganzkörperbestrahlung 50 % der bestrahlten Personen innerhalb von 30 Tagen sterben. Bei der Letaldosis 6 Gy sterben alle bestrahlten Personen!

Tabelle 8.1 Strahlenkrankheit in Abhängigkeit von der Dosis; Symptome (nach: RöV/StrSchV 2011 [27, 37]).

Dosis	1 – 6 Gy	5 – 20 Gy	> 20 Gy
vor allem betroffenes Organ	rotes Knochenmark	Magen-Darm-Schleimhaut	ZNS, Herz
erste Symptome			nicht erkennbar
► Zeit des Auftretens	30 min bis 6 h nach der Bestrahlung	15 min bis 2 h nach der Bestrahlung	
► Dauer	24 – 48 h	bis 72 h	
► Symptome	Übelkeit, Erbrechen	Übelkeit, Erbrechen, Kopfschmerz, getrübtes Bewusstsein	
anschließend beschwerdefreie Zeit	2 – 4 Wochen	3 – 5 Tage	
manifeste Erkrankung	Fieber, Schwäche, Infektionen, Blutungsneigung ab 3 Gy: Haarausfall, Radiodermatitis (Hautentzündung) und Schleimhautgeschwüre	massiver, evtl. blutiger Durchfall, Schock, Infektionen, Blutungen	Krämpfe, Bewusstseinsverlust mit Herz-Kreislauf-Schock
Erholungsphase	je nach Schwere unterschiedlicher Dauer	nur im unteren Dosisbereich	Tod innerhalb von 2 Tagen

9 Spezielle Organtoxizität

Die Organsensibilität ist ganz allgemein gesprochen sehr unterschiedlich. Sie hängt von der Anteilsgröße ab.

Toleranzdosis (Schwellendosis)

- TD 5/5: Strahlenmenge, die bei 5% der Gewebe/Individuen/Zellen innerhalb von 5 Jahren einen Effekt bewirkt,
- TD 50/5: Strahlenmenge, die bei 50% der Gewebe/Individuen/Zellen innerhalb von 5 Jahren einen Effekt bewirkt (Tab. 9.1).

Nebenwirkungen der Radiatio

Hämatopoetisches System. Die Strahlenempfindlichkeit sinkt über den Entwicklungsvorgang bis zur Ausreifung (Abb. 9.1). Es dauert mindestens 4–6 Tage, bis sich neue weiße Blutzellen im Knochenmark entwickelt haben und bis sie ausgeschwemmt werden.

Radiodermatitis.

- Akut: Hautrötung/-trockenheit/-wundsein,
- chronisch: Teleangiektasien (kleine feine Hautgefäße sichtbar), Hautfibrose.

MERKE

Die Endsilbe „-itis" steht für Entzündung.

Mukositis.

- Akut (Schleimhautrötung/-wundsein, Schluckbeschwerden) → PEG (perkutane endoskopische Gastrostomie; s. Kapitel „Supportivtherapie", Abschnitt „Ernährung", S. 136),
- chronisch (Karies, Parodontose → Zahnsanierung vor Radiatio wichtig!).

Strahlenenteritis. Darmentzündung, Durchfall (Diarrhö) → parenterale Ernährung.

Strahlenproktitis. Unangenehme Enddarmreizung/-entzündung, Gefühl von Stuhldrang.

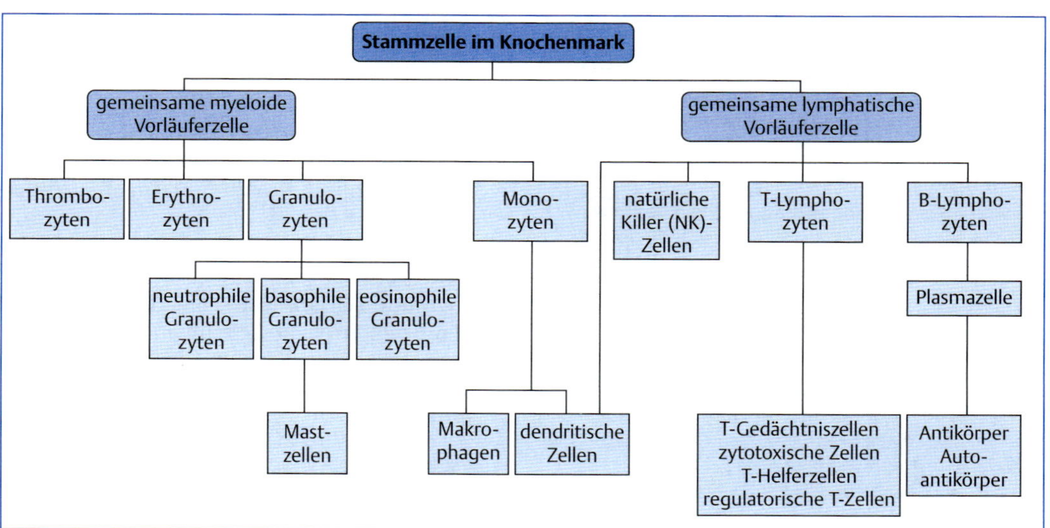

Abb. 9.1 Entwicklung des hämatopoetischen Systems.

Strahlenpneumopathie.
- Akut (Lungengewebsgerüstentzündung, Husten, Luftnot [Dyspnoe]),
- chronisch (Lungenfibrose; Prävention durch sorgfältige Auswahl des Zielvolumens, der Einzel- und der Gesamtdosis).

Strahlennephritis. Nierenentzündung.

CAVE

Eine Nierenentzündung ist sehr gefährlich.
Zum Durchspülen empfiehlt es sich, viel Blasen- und Nierentee zu trinken.

Hoden.
- Sertoli-Zellen: Mikromilieu für Keimzellen bereitstellend,
- Leydig-Zellen: Testosteronbildner; werden erst ab > 24 Gy durch Strahlung beschädigt; Schädigung reversibel,
- Samenepithel:
  - 0,3 – 0,5 Gy: vorübergehende Azoospermie (Erholung nach 48 Monaten),
  - 3 – 4 Gy: irreversible Azoospermie.

MERKE

- Fraktionierte Bestrahlung des Hodens ist schädigender als Einzeitbestrahlung (im Gegensatz zu allen anderen Geweben).
- Reife Spermien sind strahlenresistent bis 500 Gy (Entwicklungszeit von Spermien: 67 Tage).
- Das genetische Material im Spermatid dagegen ist am strahlenempfindlichsten (Spermatogonien, Spermien in unempfindlichem Stadium).
- Erst nach 3 Jahren ist eine Azoospermie definitiv (Spermatogenese besitzt hohe Erholungsfähigkeit) = Impotentia generandi.
- Kryokonservierung heißt das Schocktieffrieren von Spermien.

TIPP

- Ein Konzeptionsschutz wird bei und bis zu 6 Wochen nach der Bestrahlung empfohlen.

Ovar.
- Das Ovar ist weniger strahlenempfindlich als das Samenepithel.
- Die reife Eizelle, der Oozyt sowie das genetische Material sind zunehmend strahlensensibel.
- Temporäre Störungen entstehen bei 1,7 – 6,25 Gy.
- Im 5. Fetalmonat sind die Oogonien bereits vorhanden. Sie werden über die Lebenszeit ausgeschöpft. Daher ist keine Kompensation möglich.
- Bei einer Bestrahlung mit 20 Gy ist bei einer jungen Frau trotzdem eine Konzeption möglich, bei einer 40-jährigen Frau dagegen kaum noch.
- Die Östrogen- und Progesteronproduktion sistiert parallel zur Infertilität.
- Radiomenolyse: Bei 30 – 40 Gy wird die Ovarialfunktion ausgeschaltet.

Herz.
- 20 Gy: EKG- (Elektrokardiogramm-)Veränderungen,
- 40 Gy: TD 5/5, Perikarditis (Herzbeutelentzündung), Kardiomyopathie (Herzmuskelerkrankung).

Gefäßsystem.
- Ab 6 – 8 Gy Gefäßschäden: Fibrose in Intima, Muskulatur, Adventitia,
- Späte Nebenwirkungen: Sklerose, 25 – 30 × 2,0 Gy

Nervensystem.
- Enzephalopathie (Hirnveränderungen): TD 5/5 = 50 Gy (25 × 2,0 Gy),
- Leukenzephalopathie (weiße Hirnsubstanz; beim Kleinkind bewirken 20 – 25 Gy [ebenso bei Chemotherapie], beim Erwachsenen 35 – 40 Gy Defizite (Intelligenz, Psychosomatik, Hormone),
- Myelopathie (Hirn-/Rückenmark): TD 5/5 = 45 Gy (kleine Abschnitte: maximal 5 Wirbelkörper bis 55 Gy),
- Neuropathie (Nervenerkrankung): TD 5/5 = 60 – 65 Gy,
- Lhermitte-Zeichen (Rückenmark): Kribbeln in den Schultern und Extremitäten bei Nervenwurzelstreckung durch Bewegungen (Beugen); subakut; nach Wochen und Monaten komplette Rückbildung.

CAVE

Außer palliativ darf im ZNS eine Einzeldosis von 2,0 Gy nicht überschritten werden.

Radionekrose. Untergang bzw. Absterben des bestrahlten Gewebes.

- Akute Frühphase: innerhalb von Stunden,
- frühe Spätreaktion: innerhalb von Wochen bis Monaten,
- späte Spätreaktion: nach Monaten bis Jahren.

Auge.

- Strahlenkonjunktivitis (Bindehautentzündung): TD 5/5 = 20 × 2,0 Gy,
- Strahlenkeratitis (Hornhautentzündung, -trübung): TD 5/5 = 25 × 2,0 Gy,
- Katarakt (Linsentrübung), grauer Star: TD 5/5 = 3 – 5 Gy bei Einzeitbestrahlung,
- Glaskörperschrumpfung: TD 5/5 = 25 × 2,0 Gy,
- Retinopathie (Gefäßschaden): TD 5/5 = 25 – 28 × 2,0 Gy.

Skelett. Wachsender Knorpel und Knochen sind hoch sensibel: 4 – 6 Gy. Für die Epiphysenfugen sind 15 – 25 Gy eine kritische Dosis, in Abhängigkeit vom Alter. Die Epiphysenfugen sollten sich immer komplett im Bestrahlungsfeld befinden (→ Wachstumsunregelmäßigkeiten mit Fehlhaltungen)!

10 Psychologische und medizinische Begleitung des Patienten

TIPP

Es gibt verschiedene Arten von Patienten, auf die man sich jeweils einstellen sollte, auch sprachlich:

- Aufgeklärte Patienten,
- verdrängende, desinteressierte Patienten,
- agressive oder depressive Patienten,
- nicht informierte, simple bzw. schlichte Patienten,
- vorsätzlich nicht aufgeklärte Patienten.

Das Thema „Sterben" sollte angesprochen werden, wenn Bedarf besteht. Man sollte nicht lügen, aber das Thema sanft darstellen.

CAVE

Bevor Auskünfte an Angehörige erteilt werden, ist das Einverständnis des Patienten einzuholen!

Notfallmaßnahmen. „ABC"-Regel:

- Atemwege frei machen,
- Beatmung einleiten: 12 – 16 × pro Minute beim Erwachsenen, 20 – 30 × pro Minute beim Kind,
- Cor (Herz) wiederbeleben: im unteren Drittel des Brustbeins bis 4 – 5 cm vor der Wirbelsäule, 60 – 80 × pro Minute; Verhältnis Herzwiederbelebung : Beatmung = 1 : 5 oder 2 : 10,
- Drugs (Medikamente; s. Notfallkoffer).

Kontrastmittelzwischenfälle (Jod).

- Typ I (allergische Sofortreaktion): Dyspnoe, Herzrasen, Blutdruckabfall, Ödem zervikal, Leibschmerzen, Krämpfe, Atemstillstand, Bewusstlosigkeit,
- Typ II (verzögerte allergische Reaktion): 6 – 8 h, kutan, Quaddeln, Juckreiz, Muskel-, Gelenkschmerz, Fieber, Blutsenkungsgeschwindigkeit beschleunigt.

CAVE

Vorsicht bei Allergikern, bei Patienten mit früheren Kontrastmittelzwischenfällen, bei Patienten, die in den letzten 3 Monaten bereits Kontrastmittel erhalten haben, und bei Patienten mit schweren Erkrankungen. Zur Prophylaxe kann eine Histaminblockade durchgeführt werden: Fenistil (H1) + Cimetidin (H2) 10 min vor Kontrastmittelgabe + Kortisonpräparate.

Notfallausrüstung.

- Absauggerät,
- Sauerstoffflasche,
- Beatmungsbeutel,
- Intubationsbesteck,
- Defibrillator,
- Nasenkatheter,
- Blutdruckmessgerät,
- Infusionsbesteck,
- Medikamente (Infusionslösungen, Herz-Kreislauf-Mittel, Bronchodilatatoren, Analgetika, Sedativa/Hypnotika, Steroide, H1-/H2-Blocker),
- EKG-Gerät,
- Tracheotomiebesteck.

CAVE

Das Verfallsdatum der Medikamente sollte regelmäßig überprüft und dokumentiert werden!

11 Spezielle Onkologie der wichtigsten Organtumoren

Hirntumoren

Häufigste Hirntumoren

Gliom

Epidemiologie.

- Dritthäufigster Hirntumor bei Erwachsenen,
- zweithäufigster Hirntumor bei Kindern nach Leukämien,
- 5 – 16/100 000 Einwohnern.

Diagnostik.

- CT,
- MRT.

Histologie.

- Neuroepithelial (Zellen des Hirn- oder Stützgewebes),
- WHO I, II, III, IV (Einteilung nach WHO [World Health Organisation], ähnlich einem Grading).

Arten.

- Astrozytome,
- ependymale Tumoren,
- Oligodendrogliome,
- Mischgliome,
- Glio-/neurale Tumoren
- Plexustumoren,
- Pinealistumoren,
- embryonale Tumoren,
- meningeale Tumoren,
- Schwann-Zell-Tumoren.

Therapie.

- Operation, maximal mögliche Resektion,
- Radiotherapie:
  - Tumor initial + Ödem + Sicherheitssaum/-abstand 3 (1 – 2) cm alt; neue SOP: GTV + 1,5 cm = CTV + 0,3 cm = PTV MRT oder CTV + 0,7 cm = PTV Linac
  - Rückenlage, Maske, Kopfschale,
  - 3D-CT-Feldkontrolle zur Bestrahlungsplanung, Mehrfelder, Keile, Blöcke, Multileaf-Kollimatoren, Zielvolumen mit Resektionshöhle als R0 zeichnen (weil Luft) bei am Rande liegendem postoperativem CTV (Abb. 11.1)
  - Rezidive: Reradiatio der Rezidivregion 5 × 6 Gy,
  - 1,8 – 2,0 Gy ad 60 Gy Gesamtdosis, maximal 66 Gy,
  - Low Grade: ca. 56 Gy, 5 × pro Woche,
  - palliativ: 2,5 – 3,0 Gy ad 30 – 36 Gy,
  - Hirnstammgliom: 1,8 Gy Einzeldosis bzw. 59,4 Gy Gesamtdosis
- Fortecortin (hirngängiges Kortison) bei Ödembildung (Kopfschmerz, -druck) und Krampfanfällen,
- Chemotherapie:
  - Nitrosoharnstoffe (z. B. CCNU [Lomustin]),
  - Temozolomid/Temodal,
  - Topotecan.

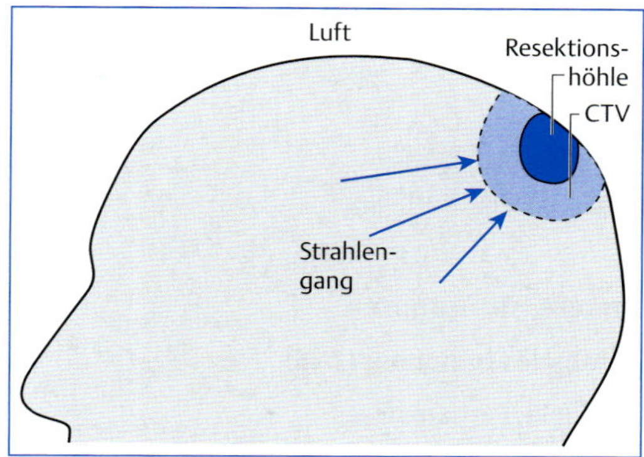

Abb. 11.1 Bestrahlungsplanung.
Zielvolumen mit Resektionshöhle als R0 zeichnen bei am Rande liegendem postoperativem CTV, somit keine Bestrahlung von Luft und kein Dosiseinfall von lateral mit Nebenwirkungen.

Prognose.

- Grade I, II: 5 – 10, 2 – 5 Jahre,
- Grade III, IV: 12 – 18, 6 – 8 Monate!

Meningeom

Meningeome werden in Befunden oft als Nebendiagnose beschrieben; sie sind meist unproblematisch, können aber auch Beschwerden verursachen.

CAVE

Rezidivrisiko bei Meningeomen!

Therapie.

- Operation,
- Radiotherapie: Resttumor, Sicherheitsabstand 3 cm, 55 – 60 Gy.

Prognose.

- Dauerheilungen,
- langjährige Verläufe.

Andere Hirntumoren

Zerebrales Lymphom (ZNS)

Ätiologie, Pathogenese.

- Selten,
- Altersgipfel 50. – 70. Lebensjahr,
- Aids, Immunsuppression,
- sekundär bei hochmalignen Lymphomen (50 % der Fälle),
- entsteht aus B-Zellreihe,
- lokaler Befall im ZNS.

Therapie.

- Operation (Probeexzision, Shunt),
- Radiotherapie:
  - gutes Ansprechen,
  - in 80 % der Fälle komplette Remission,
  - Gefahr von Rezidiven,
  - Zielvolumen: Ganzhirn + C1/2,
  - 1,8 – 2,0 Gy ad 50 – 54 Gy,
- Chemotherapie: Methotrexat, Procarbazin + Lomustin + Vincristin, Zytosinarabinosid.

MERKE

Wegen Chemotherapie meist erhebliche Langzeitneurotoxizität nach Radiotherapie!

Prognose.

- Nach alleiniger Radiotherapie: 14 – 27 Monate,
- nach Chemotherapie + Radiotherapie: 40 Monate,
- Studienbedarf!

Akustikusneurinom

Therapie.

- Watch-and-wait-Strategie,
- Mikrochirurgie,
- Radiotherapie: 1 × 13 Gy, fraktioniert 56 Gy bei Durchmesser > 2 cm.

Arteriovenöse Malformationen

Therapie.

- Operation,
- Embolisation,
- Radiochirurgie: 1 × 20 Gy, fraktioniert 54 – 56 Gy.

Pinealistumor

Zu den Pinealistumoren zählen Keimzelltumoren, Pinealisparenchymtumoren und Astrozytome.

Pinealoblastom. Das Pinealoblastom ist maligne und gehört wie das Medulloblastom zu den primitiven neuroektodermalen Tumoren. Weitere Kennzeichen:

- Liquoraussaat,
- Auftreten vor dem 20. Lebensjahr,
- Tumormarker: AFP, β-HCG, PLAP (plazentare alkalische Phosphatase).

Therapie bei Pineozytom und Pineoblastom.

- Operation,
- Radiotherapie:
  - 54 Gy + 2 cm Sicherheitsabstand,
  - 68 Gy Boost bei Neuroachsenradiotherapie oder ggf. Neuroachse 40 Gy,
  - 50 Gy auf Metastasen,
  - ggf. + Chemotherapie,
- kein Tumormarkernachweis: Operation,
- Germinom: Ventrikelsystem 30 – 36 Gy, Boost 45 – 50 Gy,
- positive Liquorzytologie: 30 Gy Neuroachse + 15 – 20 Gy Boost auf Primärtumor,
- entdifferenziert: Chemotherapie, Radiotherapie 54 Gy auf Primärtumor bei Liquorfreiheit.

Kraniopharyngeom

Kraniopharyngeome machen 7 % der Hirntumoren bei Kindern und Jugendlichen aus; sie nehmen ihren Ausgang von der Rathke-Tasche.

Symptomatik.

- Hormonmangel (Kleinwuchs, Diabetes insipidus),
- bitemporale Hemianopsie.

Therapie.

- Operation,
- Radiotherapie: 1,8 Gy ad 50 – 54 Gy bei R1/2.

MERKE

Meist bleibt ein mikroskopisch kleiner Tumorrest (R1), weswegen in 30 % der Fälle mit Rezidiven zu rechnen ist. Deshalb hat das Kraniopharyngeom eine schlechte Prognose.

Tumoren endokriner Organe

Struma maligna

Ein „kalter" Knoten im Szintigramm deutet auf eine Jodmangelstruma hin und muss genauer abgeklärt werden. Es besteht Verdacht auf ein C-Zell-Karzinom (medulläres Schilddrüsenkarzinom). Dies ist oft vergesellschaftet mit multiplen endokrinen Neoplasien oder einem Sipple- oder Gorlin-Syndrom. Ursächlich ist vermutlich der Kontakt mit radioaktiver Strahlung (Latenzzeit 3 – 15 Jahre, relevant ab 40. Lebensjahr).

Symptomatik.

- Knoten,
- Heiserkeit (Rekurrensparese! Wird der N. recurrens infiltriert, der die Stimmbänder innerviert, wird die Stimmbandschwingung insuffizient.).

TIPP

Es empfiehlt sich, sich an dieser Stelle den Verlauf des N. recurrens anhand einer anatomischen Darstellung in einem einschlägigen Fach- oder Lehrbuch wieder ins Gedächtnis zu rufen.

Diagnostik.

- ^{131}J Ganzkörperszintigrafie,
- ^{99m}Tc-Skelettszintigrafie für nicht speichernde Karzinome.

CAVE

- Eine negative Aspirationsbiopsie ist nicht beweisend (+ Cave: Tumorzellverschleppungstheorie).
- Beim Tumor-Staging ist zu beachten, dass Röntgenkontrastmittel die Schilddrüse blockiert.

Histologie.

- Papillär: 65 % der Schilddrüsenkarzinome,
- follikulär 24 %,
- anaplastisch 4 % (Abb. 11.2),
- medullär 5 %.

TNM-Klassifikation.

- T1: < 2 cm,
- T2: 2 – 4 cm,
- T3: > 4 cm,
- T4: Schilddrüsengröße und darüber.

Therapie.

- Operation (Abb. 11.3):
  - totale extrakapsuläre Thyreoidektomie,
  - einseitig bei begrenzten follikulären oder papillären Schilddrüsenkarzinomen (Hemithyreoidektomie bei Durchmesser < 1,5 cm),
- Radiojodtherapie:
  - 6 – 10 GBq ^{131}I (Diagnostik, Therapie) alle 4 Monate, bis keine Anreicherung mehr stattfindet,
  - keine Hormontherapie zwischenzeitlich bzw. 14 Tag vorher absetzen,

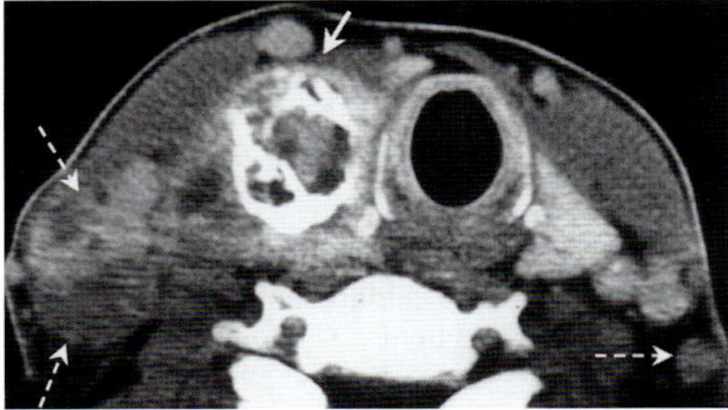

Abb. 11.2 Anaplastisches Karzinom der Schilddrüse. Kontrastmittelverstärktes CT auf Höhe der Subglottis (Quelle: Becker et al. 2004) [3]. Großer Tumor mit unscharfer Begrenzung und Kalzifikationen im rechten Schilddrüsenlappen. Diffuse extraglanduläre Ausbreitung mit Invasion der Halsmuskulatur (Pfeil). Lymphknotenmetastasen (gestrichelte Pfeile).

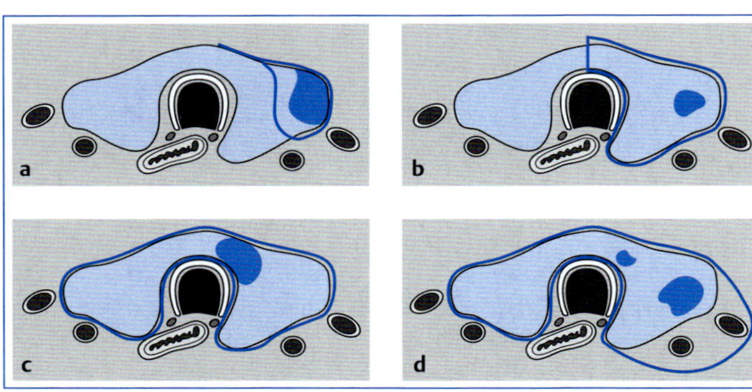

Abb. 11.3 Operationsmöglichkeiten bei Schilddrüsenkarzinom.
a Tumorresektion.
b Hemithyroidektomie (nicht abgebildet: subtotale Resektion).
c Thyreoidektomie.
d Schilddrüsenentfernung mit umgebendem Lymphabflussgewebe und Lymphknoten.

- Radiotherapie perkutan:
  - Einsatz bei folgenden Voraussetzungen:
    - anaplastisch,
    - medullär (C-Zell-Karzinom),
    - R1,
    - papillär bzw. follikulär,
    - T4,
    - R1/2,
    - Lymphknotenmetastasen,
    - junger Patient (zur Vermeidung der Radiojodtherapie),
    - palliativ,
  - Zielvolumen: Schilddrüse + Lymphabflusswege submental bis oberes Mediastinum,
  - 2,0 Gy Einzeldosis ad 56 Gy Gesamtdosis,
  - bei R1 oder R2 oder inoperabel: ad 66 – 76 Gy Gesamtdosis,
- Hormontherapie: TSH < 0,1 mU/l mit 2 µg/kg Körpergewicht Levothyroxin lebenslang,
- Chemotherapie:
  - nur 30 % Ansprechrate,
  - Cisplatin, Paclitaxel, Doxorubicin, Etoposid, Gemcitabin.

Prognose.
- 10-Jahres-Überlebensrate: 90 %,
- bei medullärem Schilddrüsenkarzinom: 60 %,
- bei anaplastischem Schilddrüsenkarzinom: < 10 %.

Nebennierenrindenkarzinom

Nebennierenrindentumoren sind meist benigne Tumoren, die mit dem Cushing-Syndrom einhergehen; ein Karzinom liegt selten vor. Bei Autopsie findet man bei 2 % der Erwachsenen ein Adenom im Bereich der Nebennierenrinde.

Symptomatik.
- Morbus Cushing: Betroffen ist die Rinde (produziert Glukokortikoide); Symptome:
  - Vollmondgesicht,
  - Stammfettsucht,
  - Striae („Schwangerschaftsstreifen“, Bindegewebsrisse),
  - Hypertonus,
  - Virilisierung (Vermännlichung),
- Phäochromozytom: Betroffen ist das Mark (produziert Katecholamine); Symptome:
  - Schweißausbrüche,
  - Hitzewallungen,
  - Herzklopfen,
  - Bluthochdruck.

Metastasierung.
- Lymphabflusswege,
- Lunge,
- Leber,
- Gehirn.

Therapie.
- Operation: Nebennierenrinden-Tumorresektion,
- Radiotherapie:
  - präoperativ: 50 Gy,
  - postoperativ: R1/R0 60 Gy,
  - palliativ: 50 Gy,
- Chemotherapie:
  - Cisplatin, Doxorubicin, 5-FU (5-Fluoruracil): 30 – 40 % Ansprechrate,
  - symptomatisch/antihormonell: DDD (Mitotane), Aminoglutethimid,
  - Phäochromocytom: AMPT (α-Methylparathyrosin); Chemotherapie auch möglich,
  - vor Operation Hochdrucktherapie!

Prognose. 5-Jahres-Überlebensrate: 10 – 60 %.

Karzinoidtumor

Häufigkeit, Lokalisation.
- Selten, Tumor des APUD-Systems (Amine Precursor Uptake and Decarboxylation; diffuses neuroendokrines System; enterochromaffine Zellen) → produziert Serotonin,
- im Appendix: 45% der Karzinoidtumoren,
- sonst im Gastrointestinaltrakt lokalisiert,
- im Bronchialsystem: 10% der Karzinoidtumoren,
- Lebermetastasen: nach sehr langsamem Wachstum zu finden.

> **MERKE**
>
> Im Appendix treten fast nie Metastasen eines Karzinoidtumors auf!

Symptomatik.
- Flush (Diarrhö, Asthma),
- Endokardfibrose rechts im fortgeschrittenen Stadium; mit entsprechender Symptomatik!

Diagnostik.
- Nachweis von 5-Hydroxyindolessigsäure (Abbauprodukt von Serotonin) in Serum, Urin,
- CT mit Kontrastmittel,
- Bronchoskopie je nach Lokalisation.

Therapie.
- Operation:
  - Tumorresektion + Lymphabflusswege radikal kurativ,
  - Tumorreduktion palliativ,
- Radio-/Chemotherapie:
  - bei R1:
    - Cisplatin, Doxo, 5-FU,
    - Tumor + Lymphabflusswege 1,8 Gy Einzeldosis ad 54 Gy Gesamtdosis,
    - Radionuklidtherapie ^{131}I MIBG (Metaiodobenzylguanidin) oder ^{90}Yt oder ^{177}Lu (Luthetium),
  - Chemotherapie palliativ:
    - Doxorubicin (Adriamyzin),
    - Melphalan,
    - Cisplatin,
    - 5-FU,
    - α-Interferon in Erprobung,
- symptomatisch:
  - Serotoninantagonisten (Methysergid = Deseril),
  - Kortikoide,
  - Chlorpromazin,
  - bronchial: Prednison, Theophyllin,
  - Hypertonus: Prednison, Angiotensin.

Prognose. 5-Jahres-Überlebensrate: 80%.

Tumoren der Augen und der Orbitae

Retinoblastom (Abb. 11.4)

Epidemiologie.
- Häufigster Tumor im Bereich der Augen im Kindesalter,
- meist vor dem 4. Lebensjahr, beidseits oft vor dem 2. Lebensjahr,
- bestehendes Risiko, ein Zweitkarzinom zu entwickeln,
- familiär gehäuft, dominant-autosomal vererbt.

Symptomatik.
- Leukokorie (Katzenauge): Auf einem Foto beispielsweise ist nicht der eventuelle rote Pupillenreflex zu sehen, sondern eine weiße Struktur = Tumor. Anstatt der durchbluteten Retina (roter Pupillenreflex) kann auch einfach eine dunkle Höhle durch Pupille zu erkennen sein.
- Schielen, Sehstörungen.

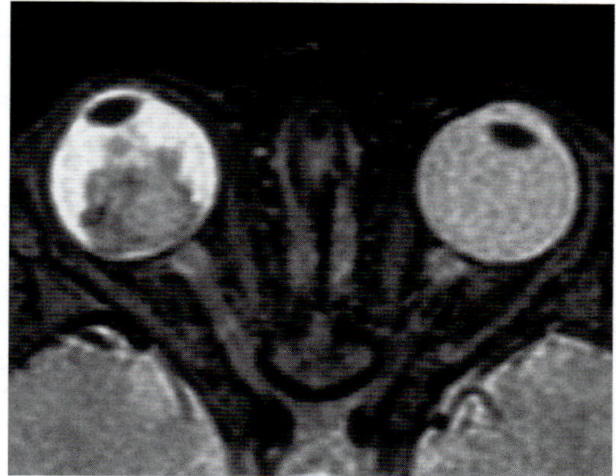

Abb. 11.4 Retinoblastom bei einem 11-Jährigen. Axiale T2w Aufnahme. Großes Retinoblastom des rechten Auges (Quelle: Becker et al. 2004) [3].

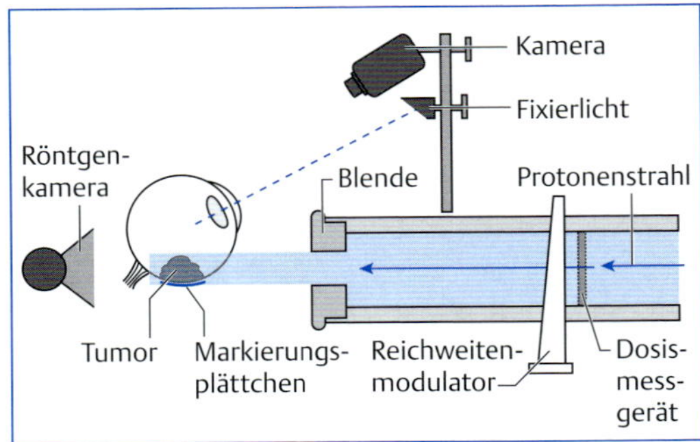

Abb. 11.5 Bestrahlung des Auges (Protonen). Schematische Darstellung.

Therapie.

- Operation:
  - klein: foto-, kryokoaguliert,
  - Enukleation (Augenentfernung) des stärker befallenen Auges,
  - Radiotherapie des anderen Auges,
- Radiotherapie (**Abb. 11.5**):
  - Brachytherapie: Permanentimplantation von ^{125}I-Seeds; temporär: ^{106}Ru-/^{106}Rn- (Radon-) Augen-Plaques,
  - Teletherapie: perkutan: kleine Zielvolumina wegen Sekundärkarzinomen,
- Chemotherapie: Platin, Alkylanzien, Etoposid.

CAVE

Die Bestrahlung der gesamten Netzhaut ist schwierig. Zur Schonung der Linse wird mit 1,8 – 2,0 Gy ad 50 Gy bestrahlt.

Prognose.

- Einseitig: 5-Jahres-Überlebensrate 90 %,
- beidseitig: 5-Jahres-Überlebensrate 80 %.

Malignes Melanom

Häufigkeit, Lokalisation.

- 75 % der Augentumoren,
- Sitz in der Konjunktiva (Cave: Lymphknotenmetastasen),
- alternativ Sitz in der Aderhaut (**Abb. 11.6**).

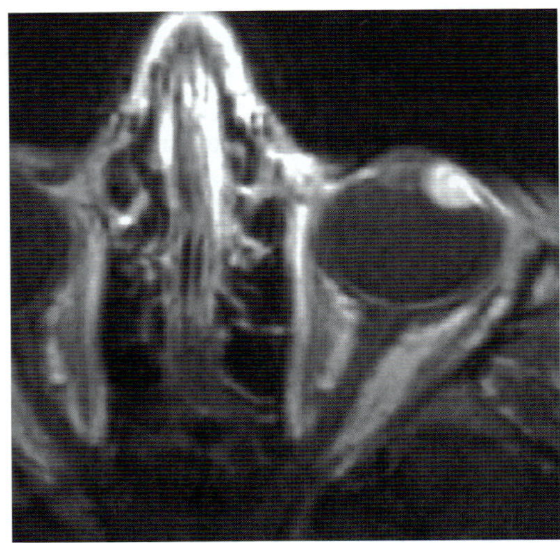

Abb. 11.6 Malignes Melanom der Aderhaut. Kleines linksseitiges Ziliarkörpermelanom (Quelle: Mödder: Kopf/Hals, Pareto-Reihe Radiologie. Thieme 2006). T1w Bild nach Kontrastmittelgabe.

Therapie.

- Operation,
- Radiotherapie:
  - präoperativ: 4 × 5 – 6 Gy (Studien),
  - Plaques ^{106}Ru/^{106}Rn 100 – 150 Gy an der Tumorspitze (entspricht an der Basis 1000 – 1200 Gy),
  - maximal 1000 Gy!

MERKE

Protonenbestrahlung am Auge sollte am besten in speziellen Zentren durchgeführt werden.

Prognose.

- 5-Jahres-Überlebensrate: 40 %,
- günstig: konjunktivale maligne Melanome.

Lymphom

Häufigkeit, Lokalisation.

- Meist B-Klasse,
- 60 % MALT (Mucosa associated lymphatic Tissue); günstige Prognose,
- oberflächlich (Lid, Konjunktiva),
- tief (Tränendrüse, retrobulbär),
- intraokulär.

Therapie. Radiotherapie:
- 35 – 50 Gy,
- Orbita: 40 Gy,
- groß: 45 Gy,
- Linsenschonung!

CAVE

Ab 40 Gy kann es zum Sicca-Syndrom (Trockenheit) kommen. Die Symptome sind meist temporär, aber es werden auch beginnende Retinopathien beobachtet.

Prognose. Zu 80 – 100 % Tumorkontrolle erreichbar.

Pseudolymphom

Tumoreigenschaften.
- Unspezifisch,
- gutartig,
- gehen auf Lymphozyteninfiltration zurück,
- zwischen 20 und 25 % werden zu einem Lymphom.

Therapie. Radiotherapie: 15 – 20 Gy über 2 Wochen als Therapieoption.

Tränendrüsenkarzinom

Das Tränendrüsenkarzinom ist selten, jedoch liegt die Letalität bei 30 %.

Therapie.
- Operation,
- Radiotherapie:
  - Tumorbett: 60 – 65 Gy,
  - Lymphabflusswege: 50 Gy bei stattgehabter Neck Dissection (= zervikale Lymphknotendissektion bei positivem Lymphknotenbefall).

Rhabdomyosarkom

Häufigkeit, Lokalisation.
- Im Kleinkindesalter,
- häufig bei Kindern,
- schnell wachsend, führt zu Protrusio (Vortreten des Augapfels),
- intraorbital bessere Prognose als bei anderer Lokalisation.

Therapie. Radio-/Chemotherapie:
- VACA (Protokoll: Vincristin + Aktinomyzin D + Zyklophosphamid + Adriamyzin) oder VAIA (Protokoll: Vincristin + Aktinomyzin D + Ifosfamid + Adriamyzin) 2 ×,
- partielle Remission: 45 Gy,
- keine Veränderung: 55 Gy,
- Liquorraumkontakt: Ganzhirnradiotherapie.

HNO-Tumoren (Abb. 11.7 und Tab. 11.1)

Den anatomischen Aufbau des HNO-Bereichs (Nasenhöhle, Mundhöhle, Paranasalsinus, Larynx, Ösophagus und Trachea) zeigt Abb. 11.7.

Nasopharynxtumor

Histologie.
- Plattenepithel,
- lymphoepithelialer Typ Schmincke-Regaud (oft durch Epstein-Barr-Virus verursacht = Pfeiffer-Drüsenfieber [„Kusskrankheit“]),
- Lymphome.

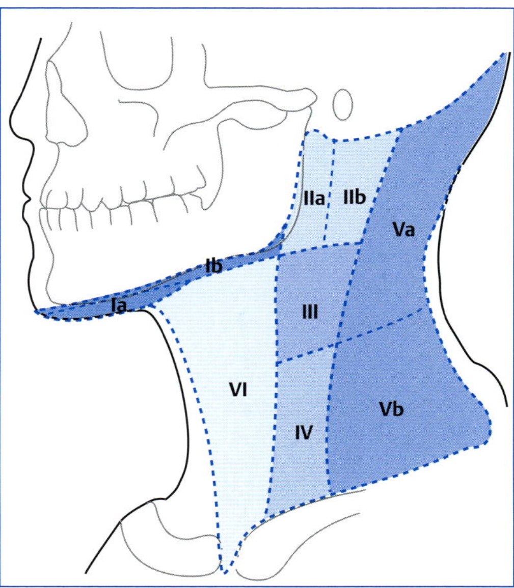

Abb. 11.7 Lymphknotenareale im HNO-Bereich, eingeteilt in Lymphknoten-Level I – VI.

Tabelle 11.1 TNM-Einteilung der HNO-Tumoren nach UICC 2010 [39].

Stadium	Einteilung	Beschreibung
T-Stadium: Primärtumor	TX	Primärtumor kann nicht beurteilt werden
	T0	kein Anhalt für Primärtumor
	Tis	Carcinoma in situ
	T1	Tumor 2 cm oder weniger in größter Ausdehnung
	T2	Tumor mehr als 2 cm, aber nicht mehr als 4 cm in größter Ausdehnung
	T3	Tumor mehr als 4 cm in größter Ausdehnung
	T4 a	Lippe: Tumor infiltriert durch kortikalen Knochen den N. alveolaris inferior in Mundhöhlenboden oder in Haut (Kinn oder Nase)
	T4 a	Mundhöhle: Tumor infiltriert durch kortikalen Knochen in äußere Muskulatur der Zunge, Kieferhöhle oder Gesichtshaut
	T4 b	Lippe und Mundhöhle: Tumor infiltriert Spatium asticatorium, Processus pteryglossus oder Schädelbasis oder umschließt die A. carotis interna

Symptomatik.

- Lymphknotenschwellungen,
- Schwerhörigkeit,
- Hirnnervenausfälle,
- Blutungen.

TNM-Einteilung.

- Tx, T0, Tis, T1: Nasopharynx,
- T2: Oropharynx,
- T3: ossär, Nasennebenhöhlen,
- T4: intrakraniell.

Therapie.

- Operation: mit Neck Dissection,
- Radio-/Chemotherapie:
    - bei Nasopharynxtumor erste Wahl,
    - Radiotherapie: 70 – 76 Gy (66 Gy Gesamtdosis, 2,1 – 2,2 Gy Einzeldosis IMRT; **Abb. 11.8**),
    - N+: 60 Gy (Einzeldosis 2 Gy),
    - N0: 50 Gy (Einzeldosis 2 Gy) oder 54 Gy (Einzeldosis 1,8 Gy IMRT),
    - Nebenwirkungen: Masseterfibrose,
    - Risikoorgane: Rückenmark, Hirnstamm, Innenohr (50 – 55 Gy),
    - Dosismessung experimentell: durch Thermolumineszenz-In-Vivo-Dosimetrie,
- Chemotherapie: Cisplatin, Carboplatin, 5-FU, Paclitaxel.

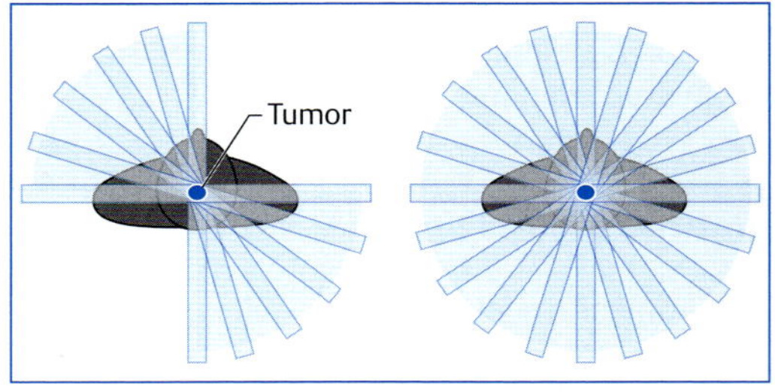

Abb. 11.8 Bestrahlung eines Nasopharynxtumors in IMRT-Technik zur optimalen Schonung des Gewebes.

Ästhesioneuroblastom

Tumor des Neuroepithels (Riechschleimhaut).

Einteilung nach Kadish.
- A: Nasenhaupthöhle,
- B: Nasenhaupthöhle + Nasennebenhöhle,
- C: außerhalb (5-Jahres-Überlebensrate 65 %, bei Fernmetastasen 35 %).

Therapie.
- Operation: von HNO + Neurochirurgie (!),
- Radiotherapie:
  - radiosensibel,
  - radiokurabel,
  - großzügiges Zielvolumen,
  - 65 – 70 Gy,
  - R1: 60 Gy,
  - R0: 50 – 56 Gy.

Oro-, Hypopharynxtumor

Häufigkeit, Ätiologie, Lokalisation.
- Meiste HNO-Tumoren im Oro- oder Hypopharynx lokalisiert,
- Verhältnis Männer zu Frauen 4 : 1 (noch; Frauen aufholend),
- Altersgipfel: 50. – 70. Lebensjahr,
- Ursachen: Nikotin, Alkohol, deshalb Lokalisation im Aerodigestivtrakt (Atem-, Schluckstraße); Zweitkarzinome innerhalb von 5 Jahren:
  - 8 – 15 % im Ösophagus,
  - 5 – 10 % Bronchialkarzinom.

Symptomatik.
- Globusgefühl (Fremdkörpergefühl),
- Foetor ex ore (Mundgeruch).

TNM-Klassifikation.
- T1: < 2 cm,
- T2: > 2 – 4 cm,
- T3: > 4 cm,
- T4: ossär, Weichteile,
- T4b: Schädelbasis.

Therapie.
- Operation,
- Radio-/Chemotherapie:
  - Cisplatin 20 mg/m^2 Körperoberfläche,
  - Carboplatin + 5-FU 600 mg/m^2 Körperoberfläche bzw. Paclitaxel Tag 1 – 5 + 29 – 33,
  - alternativ Cisplatin mono 25 mg/m^2 Körperoberfläche,
  - Induktionschemotherapie (Einleitungschemotherapie), Erhaltungschemotherapie,
  - Tumorbett 69 – 72 Gy (2,1/2,2/2,3/2,5 Gy Einzeldosis ad 63 – 66 Gy Gesamtdosis IMRT) sowie Lymphknotenbefall mit extrakapsulärer Tumorextension
  - N+: 60 Gy (2 Gy Einzeldosis),
  - N0: 50 Gy (1,8 Gy Einzeldosis ad 54 Gy Gesamtdosis IMRT).
  - alternativ bei IMRT 2,25 Gy Einzeldosis ad 63 Gy Gesamtdosis Tumor, 1,8 Gy Einzeldosis ad 54 Gy Gesamtdosis N0-LK; entspricht 2 – 66 Gy. Einsatz: bei R1-Resektion, definitive, kurative primäre Radiotherapie

Prognose. 5-Jahres-Überlebensrate bei stattgehabter Operation: 50 – 60 %.

MERKE

Kombinierte Radio- und Chemotherapie sind ähnlich wirksam wie eine R0-Operation.

Mundhöhlen-, Lippenkarzinom

Ätiologie.
- Rauchen,
- Sonne,
- Nikotin,
- Prothesen, die Druckstellen verursachen und schlecht sitzen.

Therapie. Lippen: Radiotherapie mittels Spickung (**Abb. 11.9**) oder Elektronen.

Larynxkarzinom

Häufigkeit.
- Glottisch (Stimmlippensitz): 60 – 65 %, machen selten Lymphknotenmetastasen (positive Prognose), Leitsymptom: chronische Heiserkeit (bei Heiserkeit > 3 Monate HNO-Arzt aufsuchen!),
- subglottisch: 5 %,
- supraglottisch: 30 – 35 %.

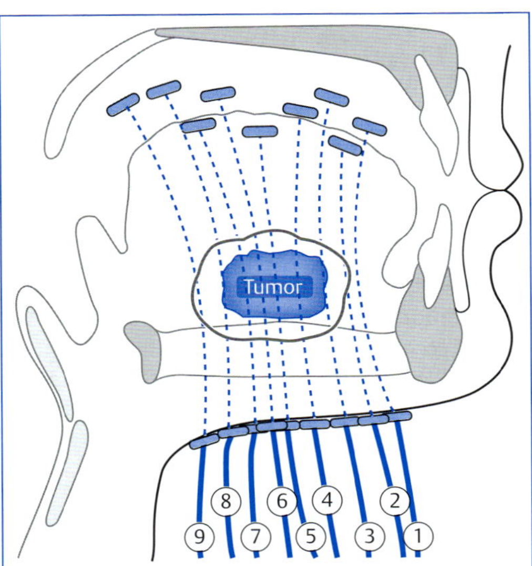

Abb. 11.9 Tumorspickung zervikal zur Brachytherapie des Mundbodens (schematisch).

CAVE

Zigarettenabusus birgt auch langfristig noch Gefahren: Selbst 15 Jahre nach Beendigung des Rauchens ist das Risiko, ein Larynxkarzinom zu entwickeln, noch nicht wieder auf das normale Level abgesunken.

TNM-Klassifikation.

- T1a: 1 Stimmband,
- T1b: 2 Stimmbänder,
- T2: Glottisebenen,
- T3: Larynx,
- T4: überschreitend.

Therapie.

- Operation,
- Radiotherapie (**Abb. 11.10**):
  - T1–T2: lokal (3 cm × 3 cm bis 5 cm × 5 cm; kleinfeldrig); gleich gut wie Operation,
  - T1: 60 – 65 Gy,
  - T2: 70 Gy.

CAVE

Stoma ins Zielvolumen aufnehmen.

Prognose. Glottisch: Dauerheilung bei Stadium 1, 5-Jahres-Überlebensrate: 50 – 70 %.

Speicheldrüsenkarzinom

Histologie.

- Adenokarzinome,
- adenoidzystische Karzinome,
- mukoepidermale Karzinome.

Therapie.

- Operation,
- Radiotherapie: Tumorbett 55 – 65 %, idem,
- besonders gut protonentherapiegeeignet.

Prognose. 5-Jahres-Überlebensrate: 40 – 50 %.

Nasennebenhöhlenkarzinom

Epidemiologie. Beide Geschlechter gleich betroffen; wird oft spät entdeckt.

TNM-Klassifikation.

- T1: Mukosa,
- T2: ossär, Weichteile,
- T3: Haut, Orbita,
- T4: Schädelbasis, Weichteile tiefer.

Therapie.

- Operation,
- Radiotherapie (**Abb. 11.11**):
  - Tumorbett,
  - Bestrahlung der Lymphabflusswege bei Befall der mittleren und hinteren Siebbeinzellen,
  - 65 – 70 Gy,
  - 60 Gy postoperativ.

MERKE

Die Bestrahlung wird mit offenem Auge durchgeführt, um den Aufbaueffekt nutzen zu können und nicht an den Lidern zu verlieren.

Prognose. 5-Jahres-Überlebensrate: 50 – 60 %.

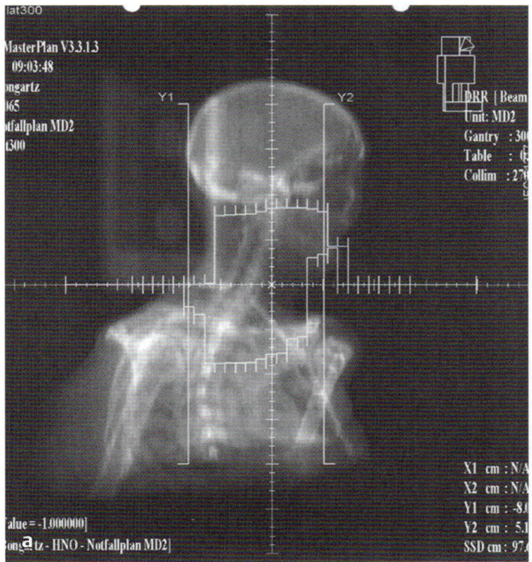

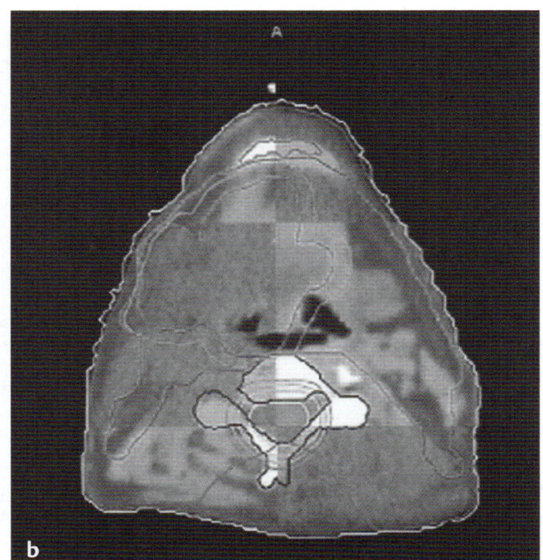

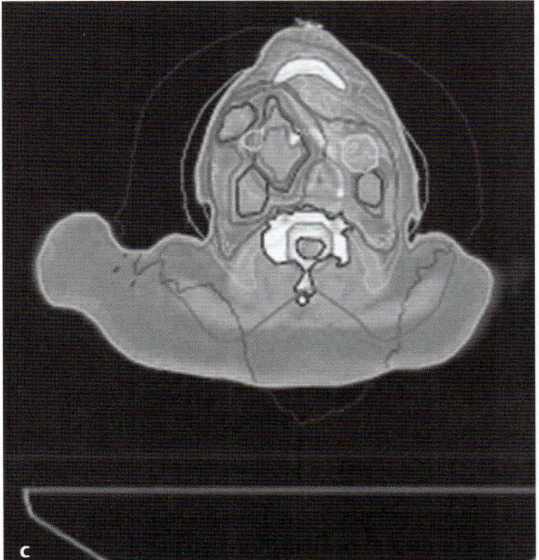
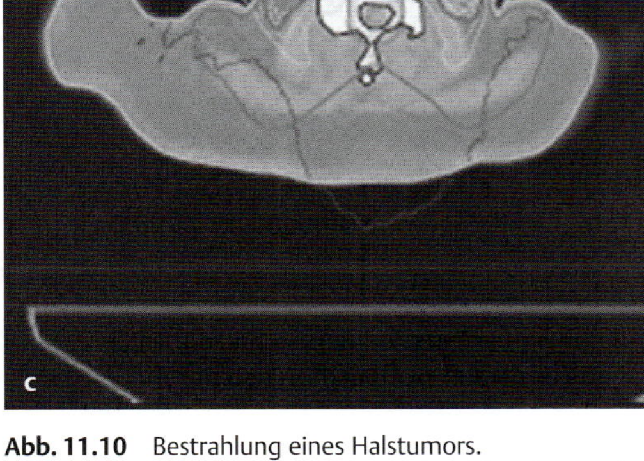

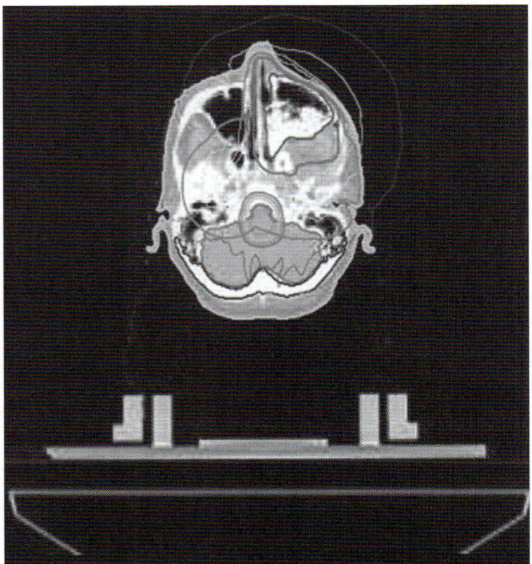

Abb. 11.10 Bestrahlung eines Halstumors.

a Bestrahlungsfeld: Mundboden- und Kehlkopfregion bis zur supraklavikulären Lymphabflussregion.
DRR = digitales Bild des Bestrahlungsfelds mit Multileaf-Kollimatoren (Zacken)

b Zielvolumen: Lymphabflusswege, Primärtumor (in Originaldarstellung: rot umrandet) mit Sicherheitssaum (orange), Rückenmark (gelb), Knochen (lilafarben).

c Zielvolumina: Halstumor (rot, orange), Risikoorgane (andersfarbig).

Abb. 11.11 Zielvolumen bei Karzinom der Nasopharynxregion.

Metastasen (UPT-/CUP-Syndrom)

Definition.

- UPT: unbekannter Primärtumor,
- CUP: Carcinoma mit unbekanntem Primarius (Cancer with unknown primary Site).

Eigenschaften.

- 3–5% aller Tumoren,
- unspezifisch,
- kurze Anamnese,
- ungünstiger Verlauf,
- 3–6 Monate Lebenserwartung (Ausnahme: HNO-Bereich),
- nur 10–15% der Primärtumoren werden entdeckt (!),
- bei Obduktion nur 50–75% entdeckt,
- Hälfte in Pankreas und Lunge.

Sitz des Primärtumors (**Abb. 11.12**).

- Lunge: 5–35%,
- Pankreas: 15–20%,
- Kolon/Rektum: 3–8%,
- Niere: 3–5%,
- Leber und Gallenwege: 10–15%.

Histologie.

- Adenokarzinom,
- Plattenepithelkarzinom,
- undifferenzierte Karzinome,
- Lymphknotenmetastasen.

Diagnostik.

- Anamnese,
- klinische Untersuchung,
- Biopsie,
- Endoskopie: Gastrointestinaltrakt + bronchial,
- CT: HNO-Bereich + Thorax + Abdomen + Becken,
- MRT,
- PET (!),
- Tumormarker PSA (prostataspezifisches Antigen), AFP, β-HCG, PLAP (Keimzelltumoren).

Therapie.

- Operation,
- Radiotherapie:
  - Lymphknoten zervikal: 60 Gy,
  - Lymphknoten axillär: 50,4 Gy,
  - Lymphknoten inguinal,
- Chemotherapie: platinhaltig, Paclitaxel, Gemcitabin.

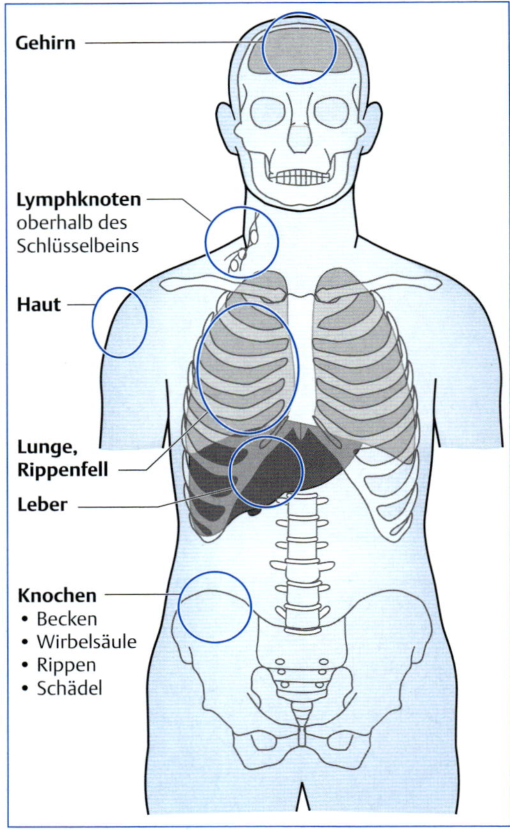

Abb. 11.12 Möglicher Sitz eines Primärtumors bei CUP. In den gekennzeichneten Regionen muss vorrangig nach dem Primärtumor gesucht werden.

MERKE

Es handelt sich hier um eine Palliativsituation; die Lebensqualität sollte nicht beeinträchtigt werden!

Prognose.

- Lymphknoten zervikal bei 65–70% der Patienten betroffen, meist mit okkultem HNO-Tumor: Operation + Radiotherapie → Heilung,
- Lymphknoten supraklavikulär: schlechtere Prognose.

Lungentumoren (Bronchialkarzinom)

Epidemiologie.

- Inzidenz bei Männern fallend, bei Frauen steigend,
- zweithäufigster Tumor nach Prostata- und Mammakarzinom,
- Altersgipfel: 55 Jahre.

Risikofaktoren.

- Nikotin: 90%,
  - Passivrauchen: 1,3- bis 1,5-faches Risiko,
  - Aussteiger: < 5% nach ca. 15 Jahren,
  - exzessive Raucher: 1,5-faches Risiko,
- Asbest: 10-faches Risiko,
- Radon (?),
- Uranbergleute.

Ausbreitung. **Abb. 11.13** zeigt die Tumoren der Thoraxregion. Nur ca. 20% der Lungenkarzinome befinden sich bei Erstdiagnose in Stadium I oder II. Lymphknotenmetastasen:

1. ipsilateraler Hilus (unterer Lappen: unteres Mediastinum → Oberbauch),
2. ipsilaterale mediastinale Lymphknoten (Ausnahme: linker oberer Lappen → auch rechte mediastinale Lymphknoten),
3. supraklavikuläre Lymphknoten.

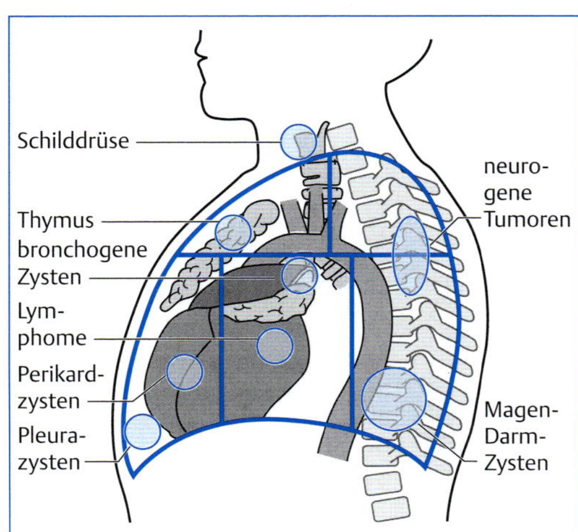

Abb. 11.13 Mögliche Tumoren in der Thoraxregion.

Symptomatik (**Abb. 11.14**).

- Lange symptomlos,
- Reizhusten,
- spät: Bluthusten, Leistungsknick.

MERKE

Oft sind die Fernmetastasen das Erstsymptom!

Diagnostik.

- Thoraxröntgen,
- Bronchoskopie,
- Positronenemissionstomografie,
- Mediastinoskopie,
- Ultraschall (Metastasen hepar?, Nebennieren, retroperitoneale Lymphknoten),
- Skelettszintigrafie,
- Knochenmarkbiopsie (SCLC: Squamous Cell Lung Cancer; Infiltration?),
- Zerebrale Computertomografie (Metastasen?).

Histologie.

- 2 Gruppen von Lungenkarzinomen:
  - SCLC: kleinzelliges Karzinom,
  - NSCLC (Non squamous Cell Lung Cancer): nicht kleinzellig,
- Plattenepithelkarzinom: 40%,
- Adenokarzinom: 35%,
- anaplastisches Karzinom: 25%,
- großzelliges Karzinom: 10%.

Differenzialdiagnose.

- Gutartiger Tumor,
- Metastasen,
- chronische Lungenerkrankungen.

CAVE

Ein peripherer Rundherd ist in 50% der Fälle ein Karzinom und macht eine Operation erforderlich!

TNM-Klassifikation.

- T1: < 3 cm,
- T2: > 3 cm,
- T3: Infiltration benachbarter Lungenstrukturen,
- T4: Infiltration mediastinaler Organe,
- N1: ipsilateral hilusnah,
- N2: ipsilateral hilusfern,
- N3: kontralateral.

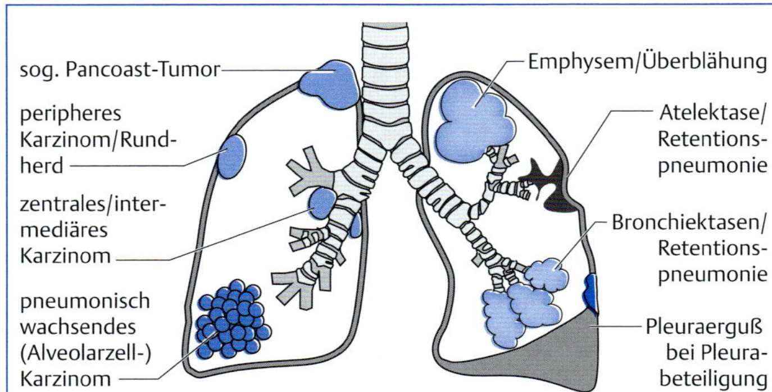

Abb. 11.14 Lungentumoren: Sitz und mögliche Komplikationen.

Die unterschiedlichen TNM-Kombinationen werden Stadien von I – IV zugeordnet:

- Stadium IV: M1.

NSCLC

Therapie.

- Operation: bei Stadium I und II; bei R1/2 Radiotherapie,
- Radio-/Chemotherapie:
  - platinbasiert (Cisplatin bevorzugt), Taxan, Vinorelbin, Etoposid, Mitomyzin, 5-FU,
  - bei Stadium III: Radio-/Chemotherapie,
  - bei Stadium IV: palliative Radiotherapie,
    - 10 – 15 × 3,0 Gy,
    - 25 × 2,0 Gy,
    - 5 × 5,0 Gy,
    - 2 × 8,5 Gy,
    - 1 × 10 Gy,
- Radiotherapie (**Abb. 11.15**):
  - stereotaktisch: 5 × 9 – 10 Gy,
  - 1 × 26 – 28 Gy,
  - 5 × 12,5 Gy,
  - 3 × 20 – 24 Gy,
  - gern bei inoperablem Stadium I oder II,
  - postoperativ: 2 cm Sicherheitsabstand, 50 – 60 Gy, 5 × 1,8 Gy,
  - definitiv: 2 cm Sicherheitsabstand, 60 Gy + Boost 70 Gy,
  - Cave: 66 Gy bei zusätzlicher Chemotherapie.

Pancoast-Tumor

Definition.

- NSCLC in der Lungenspitze,
- T3/4,
- 1. Rippe,
- Armplexus: Sulcus-superior-Tumor.

Symptomatik.

- Schmerzen auf Höhe von C8 – Th2 und in Schulter und Arm,
- Horner-Trias: Enophthalmus + hängendes Lid + Miosis.

Therapie.

- Neoadjuvant: Radio-/Chemotherapie mit 50,4 Gy (5 × 1,8 Gy),
- Bestrahlung der Risikoorgane:
  - Lunge: 18 – 20 Gy,
  - Herz: 40 Gy,
  - Rückenmark: 45 Gy (bis 55 Gy, je nach Volumen).

Prognose.

- Bei Pancoast-Tumor: 5-Jahres-Überlebensrate 40 %,
- palliativ: 1 Jahr,
- Stadium I: 5-Jahres-Überlebensrate 60 – 80 %,
- Stadium II: 5-Jahres-Überlebensrate 35 – 60 %,
- allgemein: 25 %.

Nebenwirkungen.

- „-itis“ (Entzündung),
- „-pathie“ (Erkrankung),
- Herzrhythmusstörungen,
- Perikarderguss
- Fibrose,
- koronare Herzkrankheit.

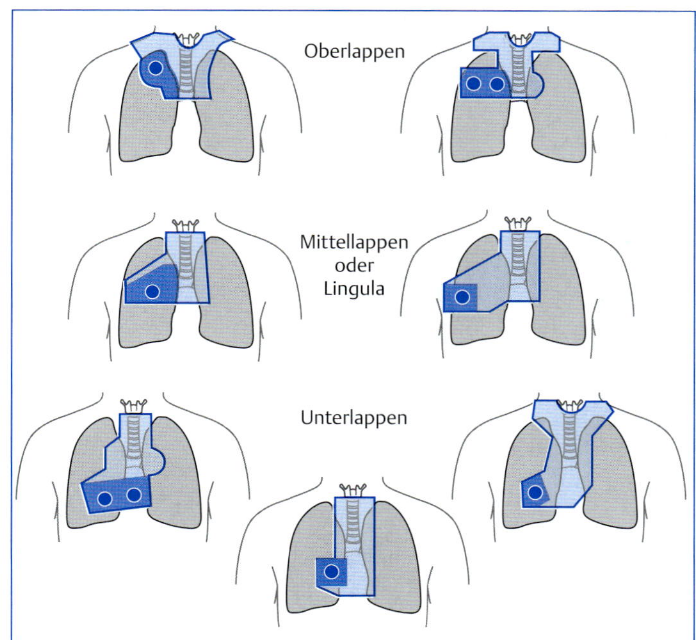

Abb. 11.15 Zielvolumina bei Lungentumoren (schematisch).

SCLC

MERKE

Die SCLC sind Domäne der Chemotherapie!

Einteilung.

- Limited Disease,
- Extensive Disease:
  - Extensive Disease I: kontralateral, L1, V.-cava superior-Syndrom (s. Kapitel „Palliative Radiotherapie", S. 123, Thoraxwand-Infiltration, Pleuritis carcinomatosa,
  - Extensive Disease II: Fernmetastasen.

Therapie.

- Probeexzision, Operation bei kleinem Befall,
- Chemotherapie: ACO-Schema (Adriamyzin + Zyklophosphamid + Vincristin), PE-Schema (Cisplatin + Etoposid), EPICO-Schema (Epirubicin + Zyklophosphamid + Vincristin),
- Radiotherapie (**Abb. 11.16**) bei Limited Disease: 40 Gy, Boost 56 – 60 Gy (5 × 1,8 Gy),
- prophylaktische Schädelbestrahlung (15 × 2,0 Gy ad 30 Gy!).

CAVE

Es darf bei SCLC nur mit 2,0 Gy und nicht mit einer höheren Dosis bestrahlt werden, da nach Chemotherapie die Gefahr einer Leukenzephalopathie erhöht ist.

Prognose.

- Limited Disease: 5-Jahres-Überlebensrate 15 – 20 %,
- Extensive Disease: 5-Jahres-Überlebensrate 5 %.

Mediastinaltumoren/ Pleuramesotheliome

Mediastinaltumoren können das vordere, das mittlere oder das hintere Mediastinum betreffen. Sie sind eher ein Zufallsbefund (30 – 40 % der Mediastinaltumoren). Je nach Lokalität treten Spätsymptome auf.

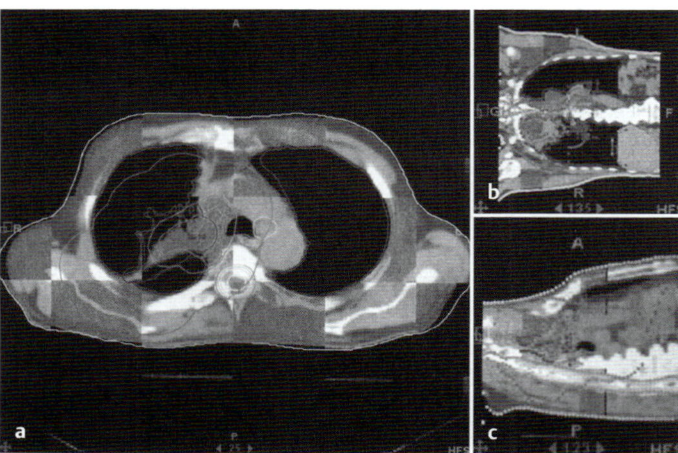

Abb. 11.16 Bestrahlung am Tomotherapiegerät. Bronchialkarzinom. IGRT (Bildabgleich hier per MVCT [Megavoltage computed Tomography] zu initialer CT-Feldkontrolle).
a Transversal.
b Koronal.
c Sagittal.

Malignes Thymom

Häufigkeit.

- < 1,5% aller malignen Erkrankungen,
- häufig mediastinal (25% der malignen Thymome),
- Altersgipfel: 40.–60. Lebensjahr.

Masaoka-Tumorklassifikation.

- Klasse I: Kapsel,
- Klasse II-1: makroskopische Infiltration von Pleura und Fettgewebe,
- Klasse II-2: mikroskopische Kapselinfiltration,
- Klasse III: makroskopische Infiltration der Nachbarorgane,
- Klasse IV: Lymphknoten, hämatogene Metastasen.

Histologie. Vorschlag der WHO: Einteilung der Thymome nach Rosai (1999) [27]:

- Typ A: gutartig kapselbegrenzt, spindelzellig medullär,
- Typ AB: Mischtypen,
- Typ B:
  - Typ B1: lymphozytenreich: 10-Jahres-Überlebensrate > 90%,
  - Typ B2: starke Zellatypien: malignes Verhalten,
  - Typ B3: epitheliale Zellen (fortgeschritten: schlechte Prognose),
- Typ C: Thymuskarzinom.

Symptomatik.

- 70% immunologische Störungen (rheumatisch, autoimmun bedingt),
- 50% Myasthenia gravis (nie bei Thymuskarzinom vorkommend).

Therapie.

- Operation,
- Radiotherapie:
  - postoperativ ab Klasse II,
  - präoperativ + Chemotherapie ab Klasse III mit 50 Gy,
  - palliativ inoperabel,
  - 1,8–2,0 Gy ad 45 (bei R0) bis 50 Gy, Boost ad 10 (bei R0) bis 15 Gy,
- Chemotherapie:
  - Thymom chemotherapiesensibel, Karzinom unsensibel,
  - Cisplatin, Doxorubicin, Ifosfamid, Zyklophosphamid, Vinca-Alkaloide, Nitrosoharnstoffe, Prednison.

Prognose.

- 5-Jahres-Überlebensrate: ca. 80%,
- ab Klasse III: 50%,
- metastasiert: 15%.

Malignes Pleuramesotheliom

Ätiologie.

- Berufsbedingt (Asbest: Bergleute, Schiffs-, Kesselbau, Installateure),
- Latenzzeit: 30 Jahre,
- Mineralien, Nickel, Zeolithfasern (Silikatmaterial),
- Viruserkrankungen,
- meist Männer.

Histologie.

- Epithelial: 50%,
- sarkomatös: 35%,
- gemischtzellig: 15%.

Symptomatik. Uncharakteristisch.

Therapie.

- Operation:
  - oft nur Zytoreduktion, R1,
  - früh Rezidive (nach Monaten),
  - palliativ: Talkumpleurodese,
- Chemotherapie: chemoresistent, Pemetrexed + Cisplatin,
- Radiotherapie: postoperativ 50–56 Gy (hier 60 Gy) ± Chemotherapie.

MERKE

Die Tomotherapie ist für maligne Pleuramesotheliome explizit gut geeignet!

TIPP

Drainagezugänge und Narben im Hinblick auf eine mögliche Tumorzellverschleppung markieren und in das Bestrahlungsfeld miteinbeziehen!

Prognose. Überleben: 4–18 Monate.

Mammakarzinom

Primärtumor

Häufigkeit.

- Häufigster Tumor bei Frauen,
- in Industrieländern höhere Inzidenz,
- Altersgipfel: 50–69 Lebensjahre,
- beim Mann: 1% aller Mammakarzinome.

Ätiologie.

- Genetisch 5–10% (BRCA-1, BRCA-2),
- vermutet: Fette, Östrogene,
- Viren,
- Alkohol, Nikotin,
- Nullipara (keine Schwangerschaften).

Symptomatik.

- 80% von Patientinnen getasteter Knoten,
- Veränderungen (Haut, Mamille, z.B. Sekretion), orangenhautähnlich,
- Lymphknoten,
- Metastasen.

Diagnostik.

- Tripeldiagnostik:
  - Palpation,
  - Mammografie + Ultraschall + MRT,
  - Mammastanze,
- Östrogen-, Progesteronrezeptorenanalyse: prognostisch, therapeutisch aussagekräftig.

Histologie.

- 99% Adenokarzinome,
- Morbus Paget: intradermales Adenokarzinom (1%),
- Carcinoma lobulare in situ: Vorläufer, oft beidseits,
- duktales Carcinoma in situ: Vorläufer, Mikrokalk (oft in der Mammografie entdeckt),
- invasiv-duktal (in Gängen),
- invasiv-lobulär (in Läppchen),
- mulifokal: mehrere Herde in einem Quadranten,
- multizentrisch: mehrere Herde in mehreren Quadranten,
- inflammatorisch (sich wie eine entzündliche Läsion im Gewebe ausbreitend, phlegmonös).

TNM-Klassifikation.

- Multifokalität,
- Tis: Tumor in situ, d.h. bisher nicht invasiv wachsend, in Gängen o.Ä. veränderte bzw. maligne Zellen, die Grenzstrukturen anerkennend,
- T1: < 2 cm,
  - T1a: ≤ 0,5 cm,
  - T1b: 0,5–1 cm,
  - T1c: 1–2 cm,
- T2: 2–5 cm,
- T3: > 5 cm,
- T4: Infiltration,
  - T4a: Brustwand,
  - T4b: Haut,

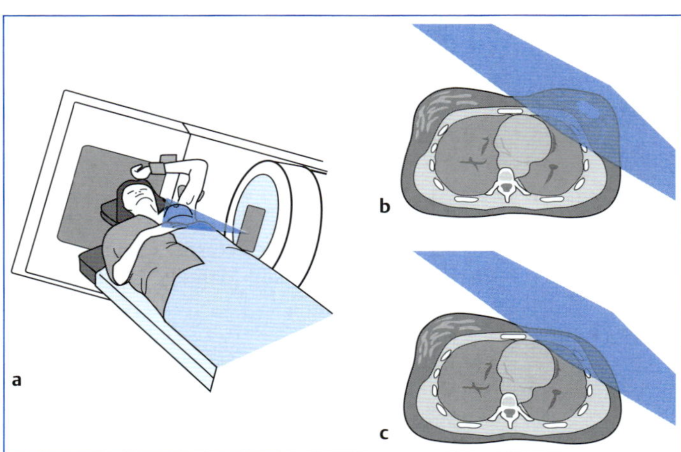

Abb. 11.17 Schematische Darstellung der postoperativen Bestrahlung.
a Lagerung.
b Bestrahlungstangente nach brusterhaltender Operation.
c Bestrahlungstangente nach Mastektomie.

  - T4c: = a + b,
  - T4d: inflammatorisch, nicht den Pektoralismuskel befallend,
- N1: 1 – 3 Lymphknoten, axilläre Metastasen,
- N2: 4 – 9 Lymphknoten,
- N3: > 10 Lymphknoten,
  - N3c: supraklavikulär.

Therapie.
- Operation:
  - Wide Excision,
  - brusterhaltende Operation bis 3 cm,
  - Mastektomie (Brustabnahme) nach Patey,
  - axilläre Dissektion: Entfernung von 8 – 10 Lymphknoten,
- Sentinel Node:
  - nach szintigrafischer Darstellung und Einspritzung ins Tumorbett intraoperative Entfernung der sich darstellenden Lymphknoten 1 – 4,
  - bei 40% der Mammakarzinome (Tendenz steigend bezüglich dieses Prozederes),
- Radiotherapie:
  - als Tangente zur Lungenschonung meist nach brusterhaltender Operation 1,8 – 2,0 Gy ad 50 – 50,4 Gy (**Abb. 11.17**, **Abb. 11.18**, **Abb. 11.19** und **Abb. 11.20**),
  - Tangentensimulation für die Bestrahlung mit Lungenschonung nach brusterhaltender Operation (**Abb. 11.21**):
    - ca. 50 – 60 ° Gantry-Drehung,
    - medial beginnend,
    - Kollimatoren parallel zur Thoraxwand drehen,
    - Gegenfeld dazu: Gantry um ± 180 ° drehen bei medialem Stehfeld,
    - Kollimatoren gespiegelt zu 0/360 °,
    - klinische Kontrolle: Narben, besonders bei Thoraxwand; Brust eingeschlossen (?),
  - Boost:
    - Tumorbett des Mammakarzinoms; mit Elektronen,
    - alternativ bei Clipslage; mit Photonen, ggf. ad 10 – 16 Gy (20 Gy),
  - Brachytherapie,
  - intraoperative Tumorbettbestrahlung (**Abb. 11.22**),

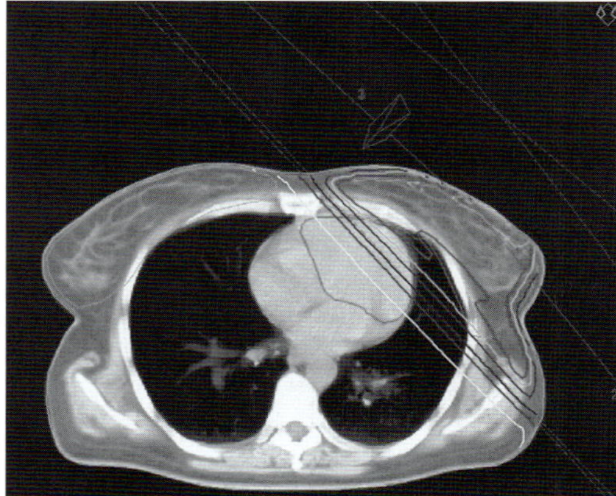

Abb. 11.18 Mammatangentenbestrahlung. Zielvolumen (rot, orange); Mammatangente (Isodosen [blau], Keilfilter medial, Lungenbelastung am Lungensaum ungefähr ablesbar).

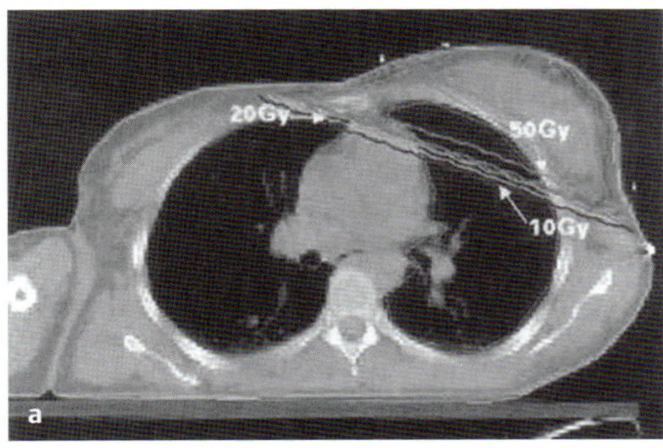

Abb. 11.19 Mammatangentenbestrahlung bei medialem Sitz des Tumors.
a Mammatangente.
b Dosis-Volumen-Histogramm des Herzens.
c Dosis-Volumen-Histogramm der Lunge. Bei beiden Organen zeigt sich ein guter Verlauf, da die Volumenbelastung mit < 20% niedrig ist.

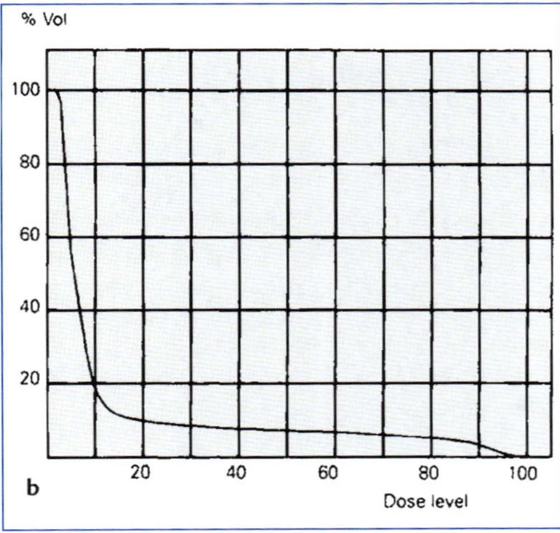

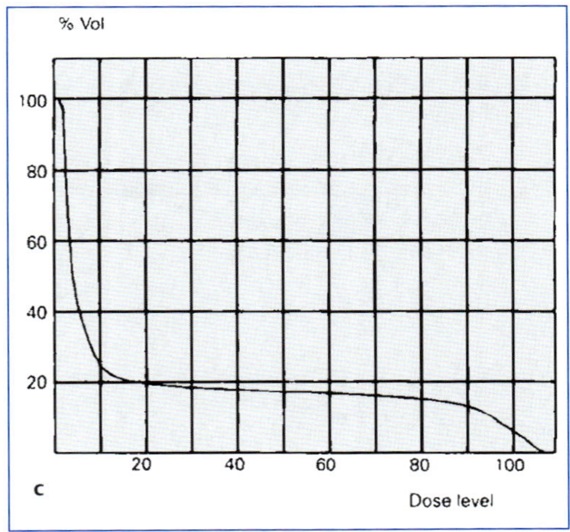

- nach Ablatio:
  - T3–4,
  - T2: > 3 cm,
  - inflammatorisch,
  - Pektoralisfaszienbefall,
  - Sicherheitsabstand < 5 mm,
  - R1/R2,
  - > 1 Lymphknoten,
- L1 (Lymphangiose = Tumorbefall in Lymphgefäßen),
- extensive intraduktale Komponente (hier herrscht Studienbedarf),
- parasternal: nach S3 zurzeit nicht durchgeführt,
- Axilla/supraklavikuläre Lymphknotenregion: 1,8 Gy ad 50,4 Gy bei ≥ 3 Lymphknoten mit 3D-CT-Feldkontrolle; Simulation der Bestrahlung der Axilla und der supraklavikulären Lymphknotenregion:
  - im Anschluss an die draht-/bleimarkierte obere Feldgrenze der Mammatangente,
  - zwischen Humeruskopf und Rückenmark,
  - bis Halsfalte (bis C2, wenn keine vorhanden),
  - Fokus-Haut-Abstand 100 cm,
- erneute Bestrahlung möglich (100 Gy Gesamtdosis!),
- Teilbrustbestrahlung (s. Studien),
- Kurzzeitbestrahlung (USA): 2,65 Gy ad 42,4 Gy Gesamtdosis,
- neoadjuvant: bei inflammatorischem Karzinom und vorangegangener Chemotherapie,

- Chemotherapie:
  - in 90% der Fälle,
  - adjuvant,
  - anthrazyklinhaltig mit Zyklophosphamid, Taxanen (Paclitaxel, Docetaxel),
  - Herceptin (her2/neu) bei herceptin-3+-positiven Rezeptoren,

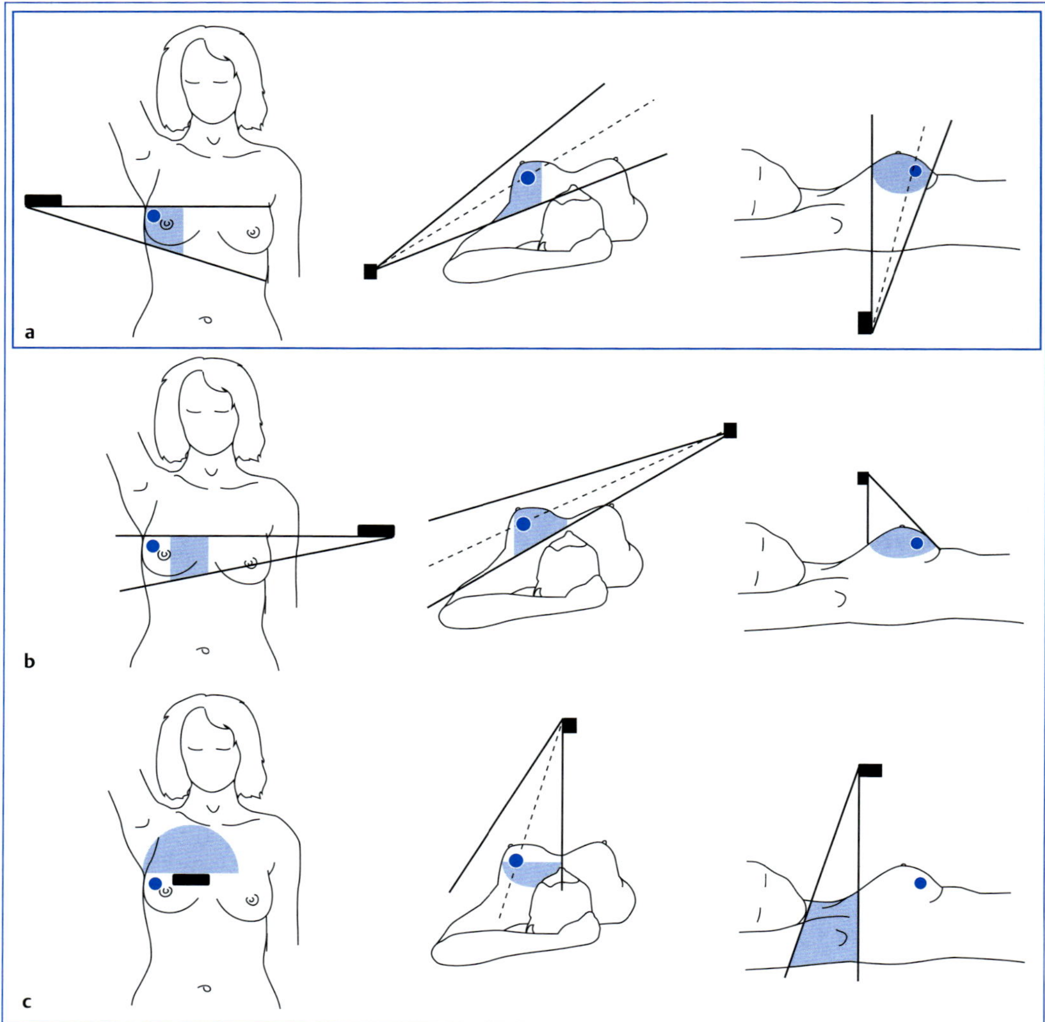

Abb. 11.20 Mammabestrahlungstechniken.
a Halbfeldtechnik.
b Tangente.
c Halbfeldtechnik mit Bestrahlung der Lymphabflusswege.

  - Cave: bei 60% aller Chemotherapien treten Fernmetastasierungen auf; Ausnahme:
    - Patientin > 50 Jahre alt + Karzinom < 1 cm,
    - G1,
    - rezeptorpositiv,
    - keine Lymphknotenmetastasen,
- Antihormontherapie (**Abb. 11.23**):
  - Antiöstrogene (Tamoxifen),
  - Aromatasehemmer (AI, Anastrozol, Letrozol),
  - Analoga des Gonadotropin-releasing-Hormons (Goserelin) bzw. Kombinationen,
  - präoperativ: zum Down-Staging (Versuch, den bei Erstdiagnose bestehenden Tumorstatus durch Therapie zu erniedrigen bzw. zu verbessern),
- Bisphosphonate (Pamidronat, Bondronat, Clodronat, Ibandronat):
  - Osteoklastenhemmer (Osteoklasten = knochenfressende Zellen),
  - Osteoblastenaktivierer (Osteoblasten = knochenaufbauende Zellen),
  - Schutz der Knochenhydroxylapatitkristalle.

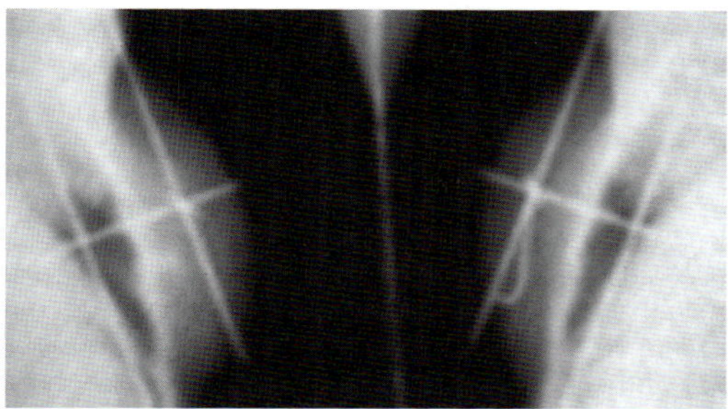

Abb. 11.21 Mammabestrahlungssimulation. Die Kreuze entsprechen dem Isozentrum; Lungensaum an der Thoraxwand.

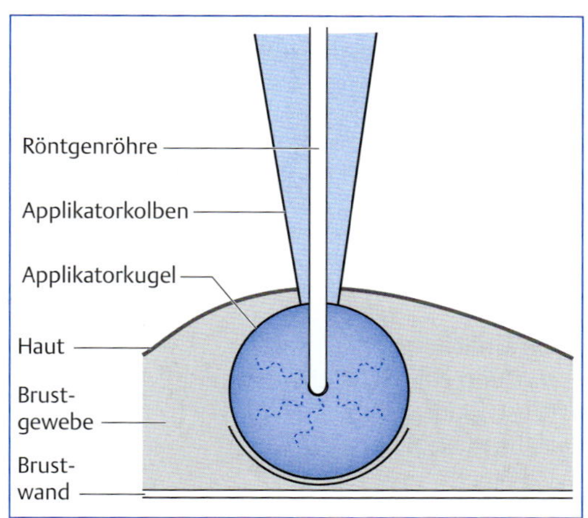

Abb. 11.22 Schematische Darstellung der intraoperativen Bestrahlung.

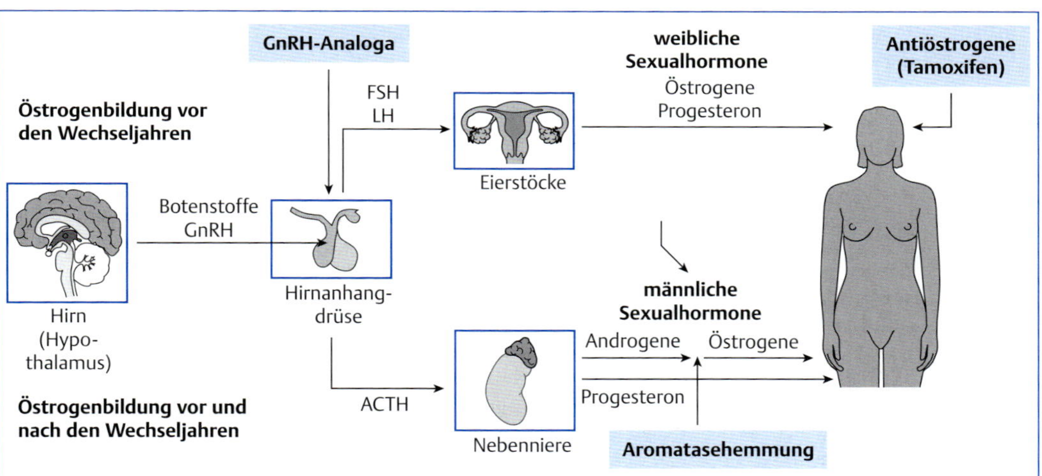

Abb. 11.23 Angriffspunkte der Antihormontherapie.
ACTH = adrenokortikotropes Hormon; FSH = follikelstimulierendes Hormon; GnRH = Gonadotropin-releasing Hormon
LH = luteinisierendes Hormon

CAVE

Eine Nebenwirkung der Bisphosphonate ist die Kiefernekrose.

Nebenwirkungen.

- Radiotherapie: Toleranzdosen beachten:
  - Herz: 20 Gy,
  - Lunge: 20 Gy,
  - Plexus: 50 Gy,
- sonst:
  - koronare Herzerkrankung),
  - Fibrose (bindegewebiger Umbau aller Gewebe),
  - Rippenfrakturen (selten) durch lokale Osteoporose (Entkalkung) nach 1 – 2 Jahrzehnten,
  - Lymphödem < 1 %, durch Lymphabflussschäden postoperativ, chemogeschädigt.

Prognose.

- 10-Jahres-Überlebensrate: 22 – 90% multifaktoriell,
- positiver Rezeptorstatus: Verbesserung der Überlebensrate,
- Metastasen nach 5 – 10 Jahren und mehr.

Rezidive

Lokalrezidiv.

- Narbenrezidiv (günstige Prognose),
- Brustwandrezidiv,
- In-Brust-Rezidiv.

Symptomatik.

- Cancer en Cuirasse (den Thorax wie ein Panzer umschließendes Tumorwachstum),
- L1 (Lymphangiose = Tumorbefall in Lymphgefäßen),
- inflammatorisch (entzündlich aussehend),
- Pleuraerguss, dann hämatogene Metastasierung,
- regionäre Rezidive: Lymphknotenregion als Ursprung, A.-mammaria-interna-Ausbreitungsregion,
- supraklavikuläre Metastasierung: oft mit Fernmetastasen.

Einteilung.

- Low Risk: rezeptorpositiv, < 3 Herde, < 3 cm, tumorfrei > 2 Jahre,
- High Risk: rezeptornegativ, > 3 Herde, > 3 cm, tumorfrei < 2 Jahre.

Diagnostik.

- Erst 2 Jahre nach Radiotherapie wieder Magnetresonanzmammografie, frühestens 4 Monate post radiationem,
- Mammografie erwägen bei Narbenrezidiven.

Therapie.

- Operation: bei R0,
- postoperative Radiotherapie, auch bei inoperablen Rezidiven: Brustwand, axillär + supraklavikuläre Region: 50 Gy (!),
- Chemotherapie:
  - CMF-Schema (Zyklophosphamid + Methotrexat + 5-FU): heute kaum mehr gebräuchlich,
  - Cisplatin,
  - 5-FU.

CAVE

Bei erneuter Bestrahlung: ggf. elektive Volumina!

Prognose.

- Nach Rezidiv 5-Jahres-Überlebensrate: 20 – 25%,
- Fernmetastasen: bei 50% der Betroffenen innerhalb von 1 Jahr, bei 70 – 80% innerhalb von 2 Jahren,
- Heilung möglich nach Rezidiv.

Systemische Metastasierung

Systemische Metastasierung kommt in 60% der Fälle vor. Ist sie hämatogen, dann ist sie unheilbar. Ziel der Behandlung ist die Beschwerdefreiheit: Zwei Drittel der Patientinnen erfahren eine mehr als 2 Jahre andauernde Rückbildung der Symptomatik.

Gefährdung.

- High Risk:
  - viszerale Metastasen,
  - postoperativ in 2 Jahren,
  - schnell wachsend,
  - Allgemeinzustand schlecht,
  - rezeptornegativ,
  - < 55 Jahre alt,
- Low Risk:
  - kutan (Haut),
  - Lymphknotenbefall,
  - Pleura,
  - ossäre Metastasen,
  - über 2 Jahre Dauer der Entstehung,
  - langsam,
  - guter Allgemeinzustand,
  - rezeptorpositiv,
  - > 50 Jahre.

Therapie.

- Hormontherapie:
  - für einen Zeitraum von mindestens 5 Jahren,
  - Remission: 10 – 12 Monate,
- Chemotherapie:
  - High Risk,
  - 6 – 12 Zyklen,
  - 8 – 10 Monate mittlere Remissionsdauer (bis zum Wiederauftreten),
- Radiotherapie:
  - 10 – 12 × 3,0 Gy: ossäre Metastasen (mit 40 – 50 Gy bessere Rekalzifizierung),
  - 2,0 Gy ad 40 Gy: zerebrale Metastasen (3,0 Gy ad 30 Gy bei hoch palliativem Einsatz).

Prognose.
- Knapp 1 Jahr Remission,
- Überlebensrate: ca. 2 Jahre,
- Remission: ⅓ ca. 3 Jahre, 15% 5 Jahre.

CAVE

Eine erfolglose Chemotherapie darf nicht durch eine andere ersetzt werden!

Gastrointestinale Tumoren

Ösophaguskarzinom

Anatomie des Ösophagus (**Abb. 11.24**).
- 9–16 cm ab Zahnreihe: zervikales Drittel,
- 16–40 cm (intrathorakaler Abschnitt): oberes, mittleres und unteres Drittel.

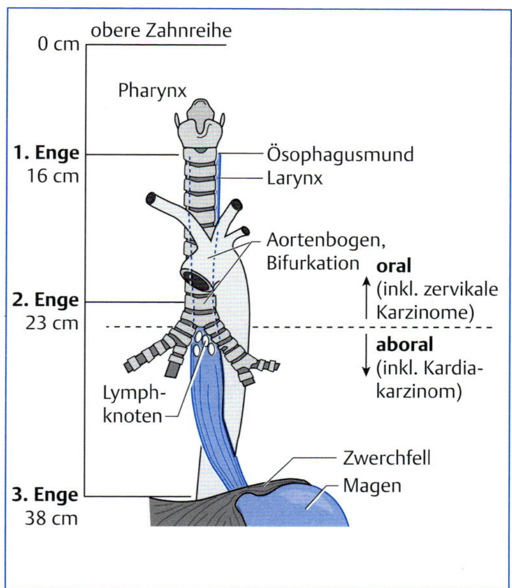

Abb. 11.24 Anatomie des Ösophagus.

Epidemiologie. Große geografische Unterschiede (ethnografisch, sozioökonomisch):
- Inzidenz weißer Männer in der Bundesrepublik Deutschland und den USA: 6 : 100 000 (Frauen: 2 : 100 000),
- Verhältnis Männer zu Frauen: 3 : 1 (Frauen holen auf, da heute größerer Anteil von weiblichen Rauchern),
- Inzidenz schwarzer Männer in den USA: 16,9 : 100 000 (Frauen: 4,5 : 100 000),
- Inzidenz höher in Asien, Iran, Afrika.

Ätiologie.
- Alkohol,
- Tabak,
- heiße Getränke oder Speisen,
- Nitrosamine,
- Verätzungen: Barrett-Ösophagus: Endobrachyösophagus (verkürzter Ösophagus) = Schrumpfung am gastroösophagealen Übergang),
- Plummer-Vinson-Syndrom (Atrophie der Mukosa des Ösophagus).

Symptomatik.
- Globusgefühl (Fremdkörpergefühl),
- Schluckbeschwerden,
- Schmerzen regional.

Histologie.
- Plattenepithelkarzinom: 60–70% der Ösophaguskarzinome,
- Adenokarzinom: 30–40% der Ösophaguskarzinome.

Ausbreitung.
- Lokal,
- früh lymphogen,
- Heiserkeit: Stimmbandlähmumg (N.-recurrens-Infiltration, zuerst links),
- oberes Drittel des Ösophagus: supraklavikuläre Metastasierung,
- mittleres/unteres Drittel: abdominal, Truncus-coeliacus-Lymphknotenmetastasen,
- hämatogene Metastasierung: hepar (Leber), pulmonal (Lungen-), ossär (Knochen-).

Diagnostik.
- Ösophaguskopie + Probenentnahme,
- CT,
- Endosononografie,
- Kontrastmittelpassage.

TNM-Klassifikation.
- T1: Lamina propria (Schleimhautschicht),
- T2: Muscularis propria (Muskelschicht),
- T3: ad Adventitia (äußere Bindegewebsschicht),
- T4: Nachbarstrukturen infiltrierend,
- M1a: mediastinale Lymphknoten (zervikaler Ösophagus), thorakale, supraklavikuläre und zöliakale Lymphknoten (thorakaler Ösophagus),
- M1b: Fernmetastasen.

MERKE

Die Therapieentscheidung bei Ösophaguskarzinomen wird je nach deren Sitz getroffen:
- Oral (inklusive zervikale Karzinome): enge Nachbarschaft zum Tracheobronchialsystem, deshalb bereits frühzeitig nicht mehr radikal resezierbar; häufig präoperative Radiochemotherapie notwendig,
- aboral (inklusive Kardiakarzinom): günstigere Nachbarschaftsbeziehungen, deshalb meist resezierbar → primäre chirurgische Indikation.

Therapie.
- Operation:
  - T1-2 N0 R0: heilbar, oft Zufallsbefunde, alternativ nur Radiotherapie,
  - 25% inoperabel,
  - in 50% der Fälle nur R0 operierbar,
  - Ösophagusexstirpation,
  - Magenhochzug (bei Sitz im mittleren oder unteren Drittel),
- Radio-/Chemotherapie:
  - hochzervikale Ösophaguskarzinome:
    - neoadjuvant: 1,8 Gy ad 50,4 Gy, Cisplatin 20 mg/m^2 Körperoberfläche und 5-FU 600 mg/m^2 Körperoberfläche simultan; Tag 1 – 5 + 31 – 35,
    - definitiv: 1,8 Gy ad 50,4 Gy, Shrinking Field ad 60 – 65 Gy,
    - postoperativ R1,
  - palliativ:
    - Bougierung (Aufweitung),
    - Laserabtragung,
    - Afterloading 2 – 3 × 5 – 6 Gy in 5 mm Gewebetiefe (2 × 7,5 Gy, 4 × 4,0 Gy),
    - Stent,
    - PEG,
  - Zielvolumen:
    - kranial/kaudal + 5 cm Sicherheitssaum,
    - mediastinale Lymphknoten (oberes Drittel und supraklavikuläre Lymphabflussregion; mittleres/unteres Drittel und zöliakale Lymphknoten),
    - Lungenschonung,
    - Lunge: 18 – 20 Gy, bei kleinen (!) Volumina 30 – 45 Gy Strahlenbelastung möglich,
    - Herz: 20 – 30 Gy,
    - Rückenmark,
    - Gesamtdosis: 50 – 56 Gy,
    - Anastomose/Darminterponat: 40 – 45 Gy.

CAVE

Nebenwirkungen der Chemotherapie umfassen Nieren- und Innenohrschäden (Cisplatin).

Prognose.
- T1/2: 2-Jahres-Überlebensrate 70%,
- T3/4: 2-Jahres-Überlebensrate 10 – 15%,
- 1 Jahr symptomfrei durch Radio-/Chemotherapie.

Magenkarzinom

MERKE

Das Magenkarzinom ist erblich!

Risikofaktoren.
- Gegrilltes, Geräuchertes, Salz,
- Gastritiden,
- Helicobacter-pylori-Infektion,
- chronische Gastritis,
- perniziöse Anämie.

Symptomatik.
- Uncharakteristisch,
- spät (Teerstuhl, Blutungen, Anämie, Gewichtsverlust).

Differenzialdiagnose.
- Ulkus,
- Lymphome,
- Sarkome.

Histologie. 95% der Magenkarzinome sind Adenokarzinome. Einteilung nach Lauren:
- Intestinaler Typ (günstig),
- diffuser Typ (ungünstig).

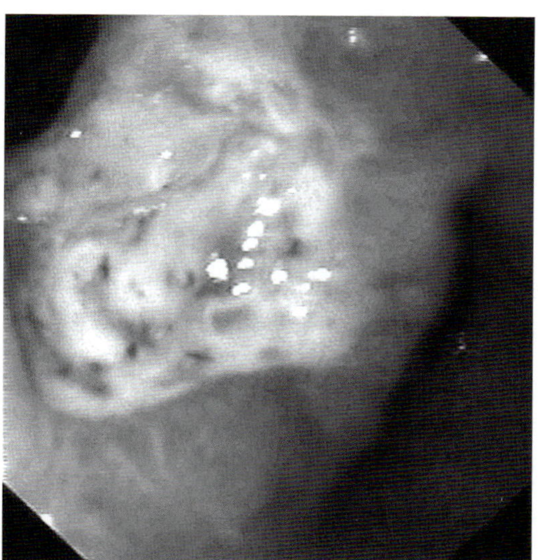

Abb. 11.25 Magenkarzinom. Umschrieben, aber pT3 (Quelle: Schuler et al. 2007) [34].

Diagnostik.

- Gastroskopie (**Abb. 11.25**),
- Doppelkontrast,
- Staging (CT: Lymphknoten).

TNM-Klassifkation. Siehe Ösophagus (S. 81). Einteilung der Wachstumstypen nach Borrmann:

- Typ I: exophytisch (22 %),
- Typ II a: erhaben (15 %),
- Typ II b: flach (14 %),
- Typ II c: eingesenkt (25 %),
- Typ III: ulzeriert (24 %).

Therapie.

- Operation:
  - Mukosaextraktion bei T1 N0,
  - subtotale Magenresektion bei Borrmann-Typ I,
  - totale Gastrektomie + Lymphknotendissektionen,
- Radio-/Chemotherapie:
  - prä- oder postoperativ eingesetzt,
  - bei Kardiakarzinomen (5 cm ober- oder unterhalb der Z-Linie = gastroösophagealer Übergang),
  - Chemotherapie:
    - Magenkarzinom: chemosensibelster Tumor des Gastrointestinaltrakts: Cisplatin 20 mg/m² Körperoberfläche, Tag 1 – 5 + 29 – 34, Taxol 135 mg/m² Körperoberfläche, Tag 2 + 30, 5-FU, Taxane bei FAP, FAM-Schema (5-FU + Adriamyzin + Mitomyzin-C), FAMTX-Schema (5-FU + Doxorubizin + Methotrexat),
    - präoperativ (neoadjuvant) bei inoperablen Magenkarzinomen, zum Downstaging meist uT3–4Nx (u = „vor Therapie"),
    - postoperativ (adjuvant): ineffektiv (!),
  - Radiotherapie:
    - Zielvolumen: Magenloge mit Lymphknoten bis Milz-/Leberpforte, 1,8 Gy ad 50,4 Gy,
    - intraoperative Radiotherapie: mit Elektronen oder Flap, 10 – 12 Gy als vorgezogener Boost zur Radiotherapie (entspricht 30 – 35 Gy perkutan),
    - Risikoorgane: Niere, Leber, Anastomose.

Prognose.

- 5-Jahres-Überlebensrate: 70 %,
- fortgeschrittenes Stadium: 15 %,
- R1/2: 4 – 6 Monate.

Karzinome des Pankreas bzw. der Gallenwege

TIPP

Zum besseren Verständnis der Lagebeziehungen von Karzinomen des Pankreas und der Gallenwege sollte die Anatomie dieser Region noch einmal wiederholt werden (**Abb. 11.26**).

Epidemiologie.

- Pankreaskarzinome zunehmend; Verhältnis Männer zu Frauen: 2 : 1,
- Gallenwegskarzinome selten; Verhältnis Frauen zu Männern: 2 : 1.

Histologie.

- 80 % Adenokarzinome,
- Klatskin-Tumoren (in der Hepatikusgabel): gute Prognose.

Ätiologie.

- Kaffee-, Fettkonsum,
- -itiden (Entzündungen),
- Einfluss von Alkohol-, Nikotinkonsum bisher nicht bewiesen,
- Steine.

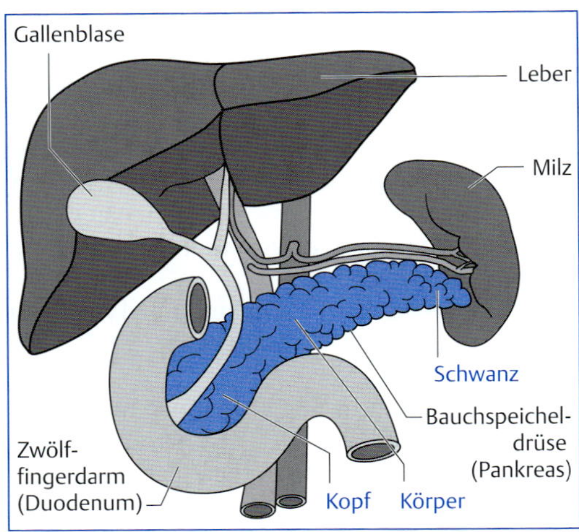

Abb. 11.26 Anatomie der Pankreasregion.

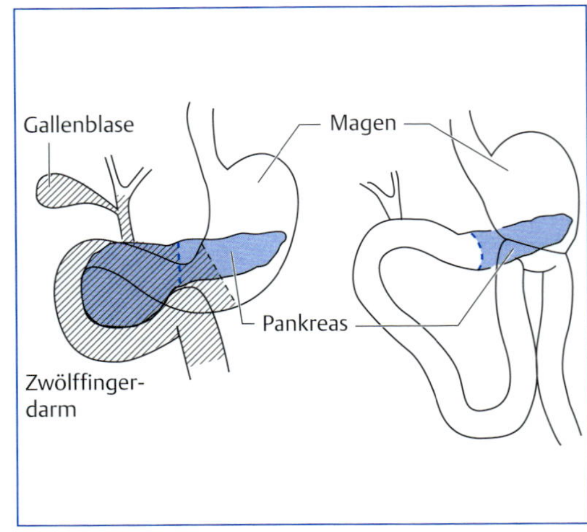

Abb. 11.27 Whipple-Operation. Die schraffierten Bereiche werden reseziert bzw. stellen die Anastomose dar.

Symptomatik. Ikterus.

Therapie.

- Operation: Whipple-Operation (Duodenopankreatektomie; **Abb. 11.27**):
  - ⅓ operabel,
  - davon ⅓ R0,
  - davon ⅓ geheilt,
  - Gallenwege oft inoperabel: 5-Jahres-Überlebensrate 10%,
  - palliativ: Stent (intern oder extern perkutan-transhepatisch),
- Radiotherapie:
  - postoperativ: 45 Gy,
  - präoperativ: Down-Staging,
  - intraoperative Radiotherapie: 12–15 Gy (20 Gy), Elektronen als Boost zur perkutanen Radiotherapie, selten,
  - Gallenwege: 1,8 Gy ad 50,4–59,4 Gy (Radiotherapie + Chemotherapie wirkgleich wie Operation + Radiotherapie),
  - palliativ: Afterloading 3–6 × 6 Gy/10 mm von Applikatormitte,
- Chemotherapie:
  - Gemcitabine 300 mg, Cisplatin 30 mg, Tag 1, 8, 22 und 29,
  - + Radiotherapie: 5-FU + Cisplatin oder Gem ± Cisplatin: hohe Toxizität!

Kolon-/Rektumkarzinom

Häufigkeit, Lokalisierung.

- Altersgipfel: 70. Lebensjahr,
- topografische Verteilung der kolorektalen Karzinome:
  - Colon ascendens: 25%,
  - Querkolon: 15%,
  - Colon descendens: 5%,
  - Sigma und Rektum: 55%.

Ätiologie.

- Ballaststoffarme Kost, Fleisch-, Fettkonsum,
- Bewegungsarmut,
- Alkohol, Nikotin,
- -itiden (Colitis ulcerosa, Morbus Crohn),
- hereditär (FAP- [familiäre adenomatöse Polyposis], HNPCC-Syndrome [Hereditary Non-Polyposis colorectal Cancer, hereditäres kolorektales Karzinom ohne Polyposis] mit Karzinomen vergesellschaftet), genetisch.

MERKE

Adenom-Karzinom-Sequenz: Zum Beispiel Polypen werden zu Karzinomen; deshalb zur Vorsorge Koloskopie ab dem 50. Lebensjahr.

Anatomie des Rektums. Das Rektum liegt auf Höhe von S3. Die Einteilung erfolgt mithilfe eines starren Mikroskops, das bis 16 cm ab der Anokutanlinie eingeführt wird:

- Oberes Drittel: 12 – 16 cm,
- mittleres Drittel: 7,5 – 12 cm,
- unteres Drittel: 3,5 – 7,5 cm,
- Anus: 2,5 – 4 cm.

Hämatogener Lymphabfluss:

- Unteres Drittel: über die V. cava zur Lunge,
- obere Abschnitte: über die Pfortader, die Leber drainierend.

Symptomatik.

- Blutabgang,
- paradoxe Diarrhö (Wechsel von Verstopfung [Obstipation] und Durchfall [Diarrhö]),
- Tenesmen (Windabgänge, Blähungen),
- Hypermotorik (Überaktivität).

Diagnostik. Hämoccult-Test (Frühdiagnose) positiv → Endoskopien (alle 5 Jahre = bessere Vorsorgemethode, besonders bei positiver Familienanamnese).

Histologie. 98 % Adenokarzinome.

TNM-Klassifikation.

- T1: Submukosa,
- T2: Muskularis,
- T3: Subserosa,
- T4: Peritoneum, Organe,
- N1: ≤ 3 Lymphknoten,
- N2: > 3 Lymphknoten.

Einteilung nach Dukes (Abb. 11.28):

- Dukes A = Stadium I: T1–2 N0 M0,
- Dukes B = Stadium II: T3–4 N0 M0,
- Dukes C = Stadium III: T1–4 N1-2 M0 und Stadium IV: T1–4 N1-2 M1.

Therapie.

- Operation:
  - Anus praeter = künstlicher (vorverlegter) Darmausgang, mit Beuteln zum Kotauffang beklebt, bei Befall des unteren Drittels,
  - hepare Metastasen ggf. resezieren,
- Radio-/Chemotherapie:
  - neoadjuvant:
    - 1,8 Gy ad 50,4 Gy + 5-FU 1000 mg, Tag 1 – 5 + 29 – 33,
    - auch als Down-Sizing (Größenverkleinerung) bei T3/4 präoperativ und für das Down-Staging der Lymphknoten,
    - oder Rezidiv knapp zu pelviner Faszie,
    - erwünschter Sphinktererhalt bei tief sitzenden Tumoren,
  - Kurzzeit(-vor-)bestrahlung:
    - 5 × 5,0 Gy an 5 aufeinander folgenden Tagen,
    - Operation am 5. Tag oder Montag danach für Karzinome im oberen Drittel,
  - postoperativ:
    - 50,4 Gy + Boost mit 5,4 – 9,0 Gy,
    - Zielvolumen: Tumor + Lymphknoten bis L5/S1 bis Anus oder Perineum (am besten mit Bleikügelchen markiert zur Simulation), Bellyboard (Darmschonung durch

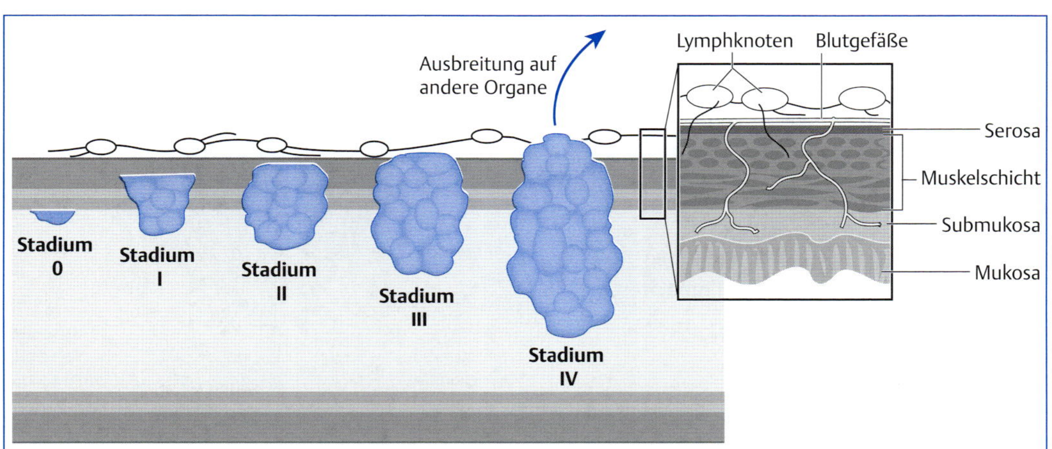

Abb. 11.28 Darstellung der Tumorstadien von kolorektalen Karzinomen.

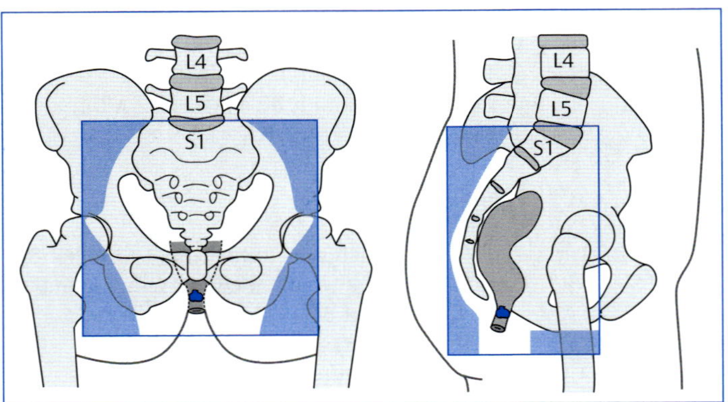

Abb. 11.29 Strahlentherapiefelder beim Rektumkarzinom. Beachte: + Os sacrum rechts/links lateral.

Bauchlagerung), Os sacrum (ossär) mit ins Zielvolumen (CTV, PTV) (**Abb. 11.29**),
- intraoperative Radiotherapie mit Elektronen oder ^{192}Ir-Flap:
  - R0: 7,5 – 10.0 Gy,
  - R1: 10,0 – 12,5 Gy,
  - R2: 15,0 – 20,0 Gy,
- Chemotherapie: 5-FU, Oxaliplatin, Irinotecan, Erbitux (EGF- [Epidermal-Growth-Factor-]Rezeptorantagonist).

MERKE

Bei Kolonkarzinom meist keine Indikation zur Bestrahlung!

Prognose. 5-Jahres-Überlebensrate:
- Stadium I: 90 %, Rezidive: 5 %,
- Stadium II: 80 %, Rezidive: 20 %,
- Stadium III: 60 %, Rezidive: 30 %.

Analkarzinom

Ätiologie.
- -itiden,
- Zervixkarzinom (4,6-faches Risiko),
- Analverkehr (Homosexualität),
- HIV (humanes Immundefizienzvirus), Aids,
- Herpes-simplex-Virus 2, Papillomaviren.

Symptomatik.
- Schmerzen,
- Blutungen.

Lokalisation. 2 cm oberhalb der Linea dentata bis zur behaarten Haut im Afterumkreis von 5 cm.

MERKE

Ausbreitung:
- Lymphknoten inguinal: 20 %,
- Lymphknoten iliakal bis paraaortal: 30 – 50 %,
- früh hämatogen streuend = hepare und pulmonale Metastasen,
- Lymphabfluss Anus: Beachte den Abfluss in die inguinalen Lymphknoten aus dem Anusbereich (**Abb. 11.30**).

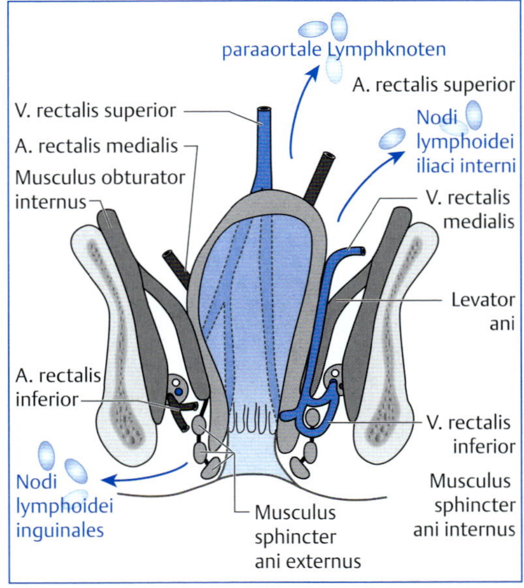

Abb. 11.30 Lymphabfluss Anus. Beachte den Abfluss in die inguinalen Lymphknoten aus dem Anusbereich.

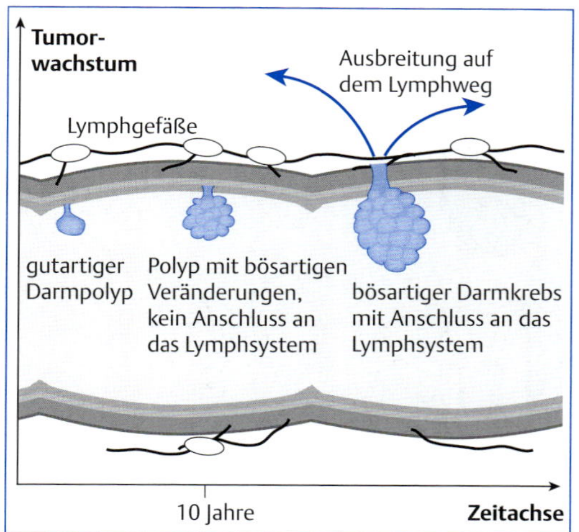

Abb. 11.31 Adenom-Karzinom-Sequenz. Entwicklung von gutartig zu bösartig.

Histologie. > 90 % Plattenepithelkarzinom; bei Adenokarzinom abklären, ob Rektumbefall vorliegt (**Abb. 11.31**).

TNM-Klassifikation der UICC (Wittekind 2010 [39])

- T1: < 2 cm,
- T2: 2 – 5 cm,
- T3: > 5 cm,
- T4: Infiltration,
- N1: perirektal,
- N2: iliakal, inguinal unilateral,
- N3 = N1 + N2, bilateral.

Therapie.

- Radio-/Chemotherapie:
  - 1,8 Gy ad 50,4 Gy: Methode der ersten Wahl,
  - zu 80 – 90 % komplette Remission, aber es dauert 3 Monate, bis das Therapieansprechen ersichtlich wird, deshalb abwarten bis zur Remissionsbeurteilung; Rückbildungszeit beachten (!),
  - Tag 1 + 29: Mitomyzin C 10 mg + 5-FU 1000 mg über 24-h-Infusion, Tag 1 – 4 + 29 – 32,
  - Zielvolumen:
    - Simulation: bis L5/S1, Unterkörper: Foramen obturatorium (unteres Drittel, Hautniveau: Bleikügelchenmarker) + 1 – 2 cm lateral der Linea terminalis (knöcherner Beckenring); 1,5 Gy je Seite, d. h. + 3 cm auf Feldbreite gerechnet), Os sacrum, Symphyse,
    - Form der „Badehose“ (Hipster-, Panty-Form),
    - interstitieller Boost: ^{192}Ir, 10 – 15 Gy Afterloading oder perkutan auf Resttumor,
- Operation:
  - Biopsie (Diagnose),
  - Salvage (Rettungschirurgie bei Non-Respondern (Patienten, die auf die Therapie nicht ansprechen),
  - bei Rezidiven: Anus praeter.

CAVE

Besondere Beachtung verdienen die Schließmuskeln (sonst Gefahr der Inkontinenz).

Prognose. 5-Jahres-Überlebensrate: 75 %.

Genital-, Harnblasentumoren

Männliche Genitaltumoren

Hodenkarzinome

Häufigkeit.

- Keimzelltumor,
- häufigster Tumor des jungen Mannes: 20. – 35. Lebensjahr,
- Inzidenz: alle 20 Jahre verdoppelnd (!),
- nicht seminomatöser Hodentumor (50 – 60 % der Hodentumoren): 20. – 30. Lebensjahr,
- Seminom (0 – 50 % der Hodentumoren): 25. – 40. Lebensjahr.

Risikofaktoren. Kryptorchismus: Die Hoden liegen noch in der Leistenregion und sind nicht vor der Geburt in den Hodensack gewandert; Überprüfung bei Geburt und U-Untersuchungen. Bei Kryptorchismus besteht ein 10- bis 40-mal höheres Risiko, einen Hodentumor zu entwickeln, da die Hoden in der Leistenregion > 1,5 °C wärmer gelagert sind als außerhalb des Körpers, was die Gefahr der malignen Veränderung birgt. Eine korrigierende Operation vor dem 10. Lebensjahr normalisiert das Risiko.

- Leistenhoden: 80 : 1,
- intraabdominelle Hodenretention: 20 : 1.

Ätiologie.

- Pestizide, Herbizide,
- Schmieröle,
- Chromfarben, Chromate,

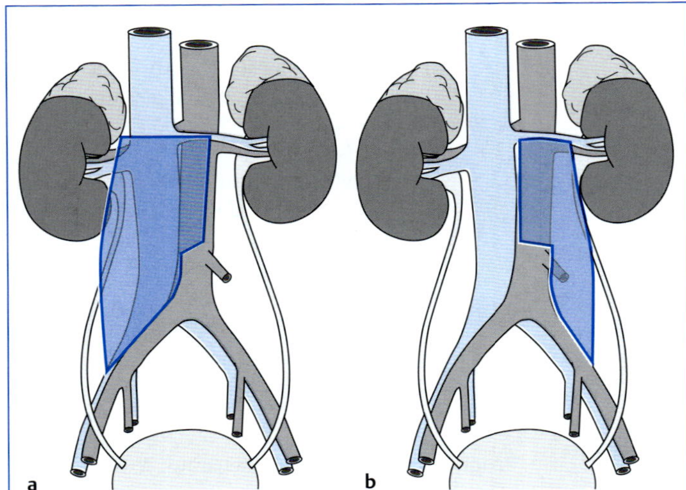

Abb. 11.32 Retroperitoneale Lymphadenektomie.
a Rechts.
b Links.

- Schwermetalle,
- Virus (Mumps),
- Trauma,
- hormonelle Überstimulation,
- genetisch (4- bis 8-mal stärker gefährdet).

MERKE

Das Hodenkarzinom war früher eine anerkannte Berufskrankheit der Schornsteinfeger!

Symptomatik. Schmerzlose Schwellung.

Ausbreitung.

- Seminom: lymphogen (!),
- nicht seminomatöse Tumoren: hämatogen (pulmonal, Lymphknoten, hepar, zerebral).

Diagnostik.

- Hodenfreilegung,
- β-HCG,
- AFP (nicht seminomatöser Tumormarker),
- Biopsie des Gegenhodens zum Ausschluss einer testikulären intraepithelialen Neoplasie,
- Spermiogramm,
- Kryokonservierung (Einfrieren von Spermien für späteren Kinderwunsch).

Histologie.

- Testikuläre intraepitheliale Neoplasie: 2 histologische Gruppen:
  - seminomatös (Seminom),
  - nicht seminomatös: Teratokarzinom, Teratom, Chorionkarzinom, embryonales Karzinom,
- Kinder: Dottersacktumoren.

Therapie.

- Operation:
  - Orchiektomie als Operation,
  - retroperitoneale Lymphknotendissektion (bei nicht seminomatösem Tumor) mit Nervenschonung für den Erhalt der Potenz (**Abb. 11.32**),
- Radiotherapie:
  - testikuläre intraepitheliale Neoplasie: 8 – 10 × 2,0 Gy pro Hoden (Elektronen),
  - Seminom Stadium I:
    - paraaortale Lymphknoten 2,0 Gy Einzeldosis ad 20 Gy Gesamtdosis (B11-L5 a.-p. [anterior-posterior] und p.-a. [posterior-anterior], Isozentrum 1[−2] cm vor der Wirbelsäulenvorderkante), früher 26 Gy und Zielvolumen nur bis L4,
    - CT-Feldkontrolle zur Planung, da es sich bei den Patienten um junge Männer mit langer Lebenserwartung handelt und die Bestrahlung bzw. die applizierte Dosis geplant und nachvollziehbar sein sollte,
  - Seminom Stadium IIA: + iliakal ipsilateral 30 Gy (Hockeystick = Hockeyschlägerform),
  - Seminom Stadium IIB: + beidseits iliakal 36 Gy; alternativ: Carboplatin mono,

- bei Überschreiten einer Radiotherapiedauer von 2 Wochen über 3 Tage: Dosiserhöhung um 4 Gy,
- Chemotherapie:
  - nicht seminomatöser Tumor: bei Stadium I mit Gefäßinvasion oder ab Stadium II (auch bei Seminom mit erhöhtem AFP-Spiegel!): Bleomyzin, Ifosfamid,
  - Seminom: Lymphknoten positiv > 5 cm → Carboplatin mono oder PE-Schema oder PEB-Schema (= PE-Schema + Bleomyzin) oder PEI-Schema,
  - Salvage: Paclitaxel.

Prognose.
- Seminome: Heilung, abhängig vom LDH- (Laktatdehydrogenase-)Wert,
- nicht seminomatös: Heilung (auch bei pulmonalen Metastasen), abhängig vom HCG-, AFP-, LDH-Wert.

Prostatakarzinome

Häufigkeit.
- Häufigstes Karzinom des Mannes (!),
- „Haustierkrebs": bei Obduktion Nachweis, dass ca. jeder 2. Mann ein Prostatakarzinom hat,
- Altersgipfel: 70. Lebensjahr (80% der 80-Jährigen haben ein Prostatakarzinom).

MERKE

Britisches Sprichwort: „Man stirbt nicht an, sondern mit einem Prostatakarzinom."

Risikofaktoren.
- Testosteron,
- genetisch.

Prophylaxe.
- Versuch der „Vorsorge" ab dem 50. Lebensjahr (ab 40 Jahren bei Risikopatienten),
- Kassenleistung: Palpation (aber: Nur 1% der Prostatakarzinome sind palpabel.), PSA-Bestimmung bei Verdacht (aber: Per Finger/Palpation werden nur 5,6% der Prostatakarzinome bemerkt; Methode ist also insuffizient!).

Symptomatik. Blasenentleerungsstörungen (spät auftretend).

Histologie.
- 95% Adenokarzinome,
- peripher (Beachte: Geht die Hypertrophie von zentral aus, zeigt sich eine frühe Harnröhrensymptomatik!),
- Gleason-Score: Summe aus maximaler und minimaler Wachstumsdifferenzierung; G1–4 (Gleason-Score 2 – 10).

Ausbreitung.
- Lokal,
- Lymphknoten,
- Beckenskelett (retrograd).

Diagnostik.
- Rektale Untersuchung,
- PSA-Untersuchung (Abnahme vor rektaler Palpation!):
  - 2 – 4 ng/ml PSA: 10% der Prostatakarzinome,
  - 4 – 10 ng/ml PSA: 25% der Prostatakarzinome,
  - > 10 ng/ml PSA: 60% der Prostatakarzinome,
- Ultraschall,
- Quadrantenbiopsie (mindestens 6 Stanzzylinder),
- MRT (speziell Spectro).

TNM-Klassifikation (Abb. 11.33).
- T1:
  - T1a: inzidentell, nicht bildgebend, zufällig in < 5% des Gewebes (Incidental Carcinoma),
  - T1b: > 5% des Gewebes,
  - T1c: Nadelbiopsie verifiziert wegen erhöhtem PSA-Wert,
- T2: Prostata,
  - T2a: Lappen < 50%,
  - T2b: Lappen > 50%,
  - T2c: beide Lappen,
- T3: Kapsel,
  - T3a: extrakapsulär,
  - T3b: Samenblasen,
- T4: Infiltration,
- M1a: nicht regionäre Lymphknoten,
- M1b: Knochen,
- M1c: andere Lokalisationen.

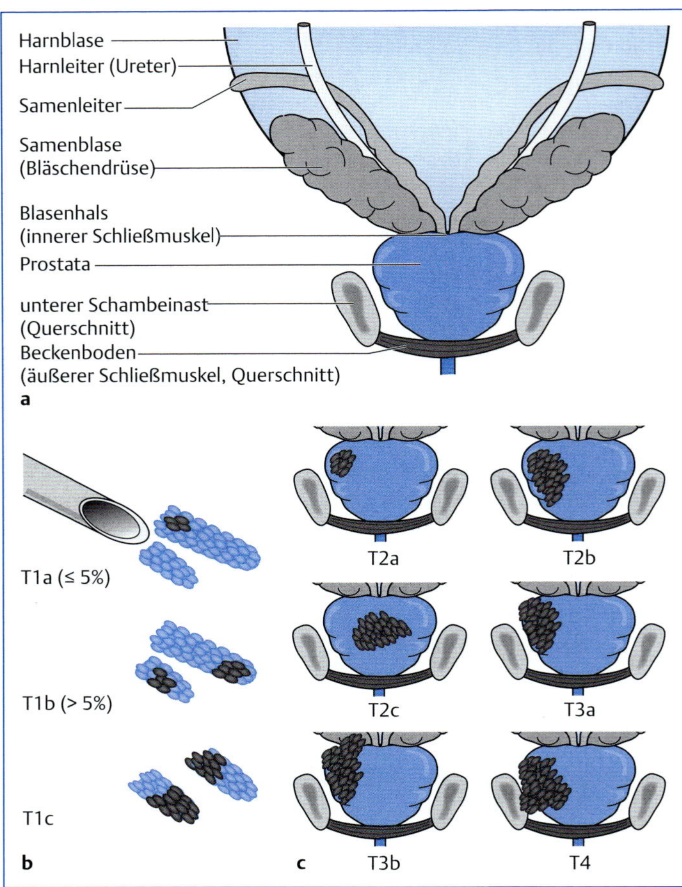

Abb. 11.33 Tumorklassifikation der Prostatakarzinome:
a Anatomische Verhältnisse.
b Stanzzylinder mit Tumorzellen und T-Einteilung.
c Anatomischer Sitz bzw. Verteilung der Tumorareale und T-Einteilung.

MERKE

PSA ist für die Beweglichkeit der Spermien verantwortlich. Deshalb wird ab einem Wert > 4 ng/ml eine Abklärung empfohlen. Jedoch ist der PSA-Wert auch bei Hypertrophie, nach Druck, z. B. nach Palpation (d. h. PSA-Abnahme vor der Untersuchung!) bei einer Entzündung erhöht. Deshalb ist eine Behandlung nur bei hohem Risiko eines lokalen Progresses oder einer Metastasierung angezeigt.

Therapie.

- Therapiekombinationen: Watchful Waiting, Velocity: Palpation + PSA-Wert-Bestimmung alle 6 – 12 Monate:
  - T1-2b N0 M0: Prostatektomie versus Radiotherapie (perkutan, Afterloading) gleichwertig (!),
  - T3-4 N0 M0:
    - Watchful Waiting bei Patienten > 75. Lebensjahr und niedrigem Gleason-Stadium,
    - oder Radiotherapie perkutan, ggf. interstitieller Boost mit ^{192}Ir (Tomotherapie: integrierter Boost) + Hormontherapie,
  - Tx-T4 N+: Radiotherapie perkutan, ggf. Boost + Hormontherapie,
  - M1: Hormontherapie ± Radiotherapie perkutan,

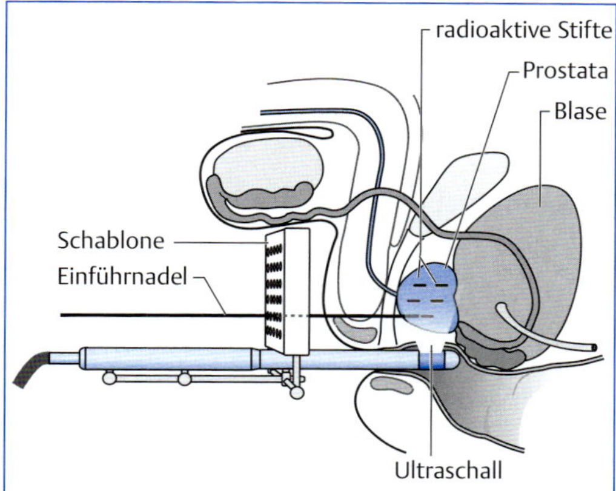

Abb. 11.34 Prostataspickung (schematisch). In Steinschnittlage, über den Damm. Einbringen der Hohlnadeln; als Führungsplatte wird ein Template verwendet.

- Radiotherapie:
  - perkutane Radiotherapie:
    - Ziel: PSA-Wert < 1,5 ng/ml,
    - 64 Gy bei T1a,
    - > 70 Gy bei T1b-2,
    - 72 – 80 Gy ab T3,
    - Tomotherapie: integrierter Boost (IMRT zur Rektumschonung); MR-spektroskopisch positive Areale: 2,2 Gy Einzeldosis ad 79,2 Gy Gesamtdosis; Prostataregion, Samenbläschen: 2 Gy Einzeldosis ad 72 Gy Gesamtdosis; Lymphabflusswege, Prostataregion, Samenbläschen: 1,8 Gy Einzeldosis ad 64,8 Gy Gesamtdosis; Lymphknoten: 50,4 Gy, Einzeldosis 1,8 Gy,
    - N+: Boost + 10 – 15 Gy,
  - interstitielle Radiotherapie (**Abb. 11.34**): bei T1-3 N0 als Alternative zu perkutaner Radiotherapie:
    - temporäres Implantat: ^{192}Ir, 12 – 20 Gy als Boost zu perkutan 45 – 50 Gy (Vorteil: Positionierung, größere Volumina, High Dose Rate/Pulse Dose Rate),
    - permanentes Implantat: ^{125}i, 145 Gy, ^{103}Pd, 125 Gy (Kosten der Seeds) (Urethradosis < 230 Gy),
    - oder perkutan 50,4 Gy + HDRBT (High-Dose-Rate endorectal Brachytherapy) 2 – 4 × 4,0 – 15,0 Gy (2 × 8 Gy); nicht bei: > 60 ml, transurethrale Resektion in den letzten 6 Monaten, Harnobstruktion, 10 – 14 Nadeln),
  - postoperativ: 66 Gy,
  - palliativ:
    - ossär: 2,0 Gy Einzeldosis ad 50 Gy Gesamtdosis bei Einzelmanifestation,
    - sonst: 10 × 3,0 Gy Einzeldosis ad 30 Gy Gesamtdosis,
    - Gynäkomastieprophylaxe (vor Antihormoneinnahme, z. B. Casodex, Flutamid): Testosteronbildung wird geblockt → mehr weibliche Hormone können Brustdrüse wachsen lassen → schmerzhaft, unangenehm, kosmetisch störend; 3 – 4 × 3,0 – 4,0 Gy Einzeldosis ad 12 Gy Gesamtdosis oder 2 × 5,0 Gy im Abstand von 2 Tagen, bei vorhandener Gynäkomastie oder Rezidiv 2 ad 20 Gy (meist wenig erfolgreich),
    - Nebenwirkungen: Inkontinenz bei 10 % der operierten Patienten, Impotenz bei 20 – 100 % der operierten und bei 20 % der radiotherapierten Patienten, Zystitis (Harnblasenreizung, -entzündung) bei 5 % und Proktitis (Enddarmreizung, -entzündung) bei 10 % der radiotherapierten Patienten,
  - Risikoorgane:
    - Rektum (Enddarm): 55 Gy,
    - Harnblasenboden: 60 Gy,
    - Urethra (Harnröhre): 56 Gy,
- endokrine Therapie (**Abb. 11.35**):
  - Orchiektomie: Psyche!, definitiv → Feminisierung (Verweiblichung des männlichen Körpers),
  - Antiandrogene, nach Absetzen wieder normale Sexualfunktion (nach der Radiotherapie > 3 Jahre Einnahme),
  - komplette Androgenblockade: durch Analoga des Gonadotropin-releasing-Hormons = medikamentöse Orchiektomie, hypopthalamische Achse; Nebenwirkungen: menopausale Beschwerden (Hitzewallungen), Libidoverlust,
- Chemotherapie: bei sicherer Hormonresistenz und Periduralkatheter als Analgesie,
- Kryotherapie oder HIFU (hochintensiver fokussierter Ultraschall, gewebsverödend).

MERKE

Eine Biopsie wird erst nach 18 Monaten post radiatio zur Verlaufskontrolle durchgeführt; zuvor hat sie keine Aussagekraft! Die PSA-Werte werden als Verlaufsparameter und zur Therapiekontrolle regelmäßig bestimmt (z. B. in Form eines Tagebuchs).

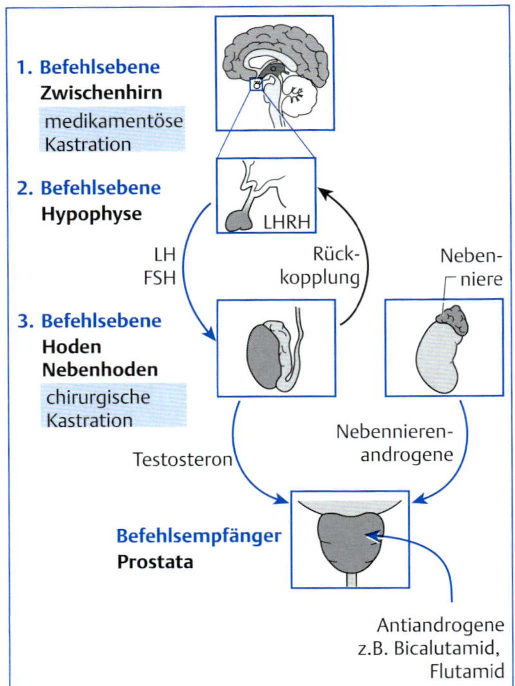

Abb. 11.35 Antihormonelle Angriffspunkte. Zentral, im Verlauf der Übermittlung, am Rezeptor oder am Endorgan.
FSH = follikelstimulierendes Hormon
LH = luteinisierendes Hormon
LHRH = LH-releasing Hormon

Adjuvante Therapie

Definition.

- pT3 pNO R1/2,
- PT1 – 3 pNO mit PSA-Anstieg (mindestens 3 kontinuierliche, einmalig > 1 ng/ml),
- pT1 – 3 pNO mit makroskopischem Rezidiv.

Radiotherapie.

- IMRT,
- Dosis:
  - Prostataregion: ED 2 Gy, Gesamtdosis 66 Gy,
  - Boost: abgrenzbare R1-Region/makroskopisches Rezidiv (MRT): Einzeldosis 2,15 Gy, Gesamtdosis 70,95 Gy,
- Zielvolumen nach CT (5 – 10 mm),
- CTVs
  - CTV 66: Prostatabett + 3 mm; histologischer SB-Befall: + Samenblasenregion,
  - CTV 70,95: abgrenzbare R1-Region/makroskopisches Rezidiv (MRT) ohne SA,
- PTV IGRT = CTV + 3 mm; bei konventioneller Radiatio größerer Sicherheitsabstand: PTV = CTV + 7 mm,
- Risikoorgane: Rektum, Blase, Hüftköpfe.

Primäre Therapie

Definition.

- Low Risk < cT2b, PSA < 10, Gleason ≤ 6,
- Intermediate Risk cT2v, PSA 10 – 20, Gleason 7.

Radiotherapie.

- IMRT,
- Zielvolumen nach CT (5 – 10 mm),
- Dosis:
  - Prostata + proximale Samenblasen: Einzeldosis 1,8 Gy, Gesamtdosis 64,8 Gy,
  - Prostata: Einzeldosis 2 Gy, Gesamtdosis 72 Gy,
  - MRT-positive Areale: Einzeldosis 2,2 Gy, Gesamtdosis 79,2 Gy,
- CTVs:
  - CTV 64,8: Prostata und proximale Samenblasen + 10 mm (ggf. kleiner zu Rektum),
  - CTV 79,2: GTV ohne SA,
- PTVs:
  - PTV IGRT 64,8: CTV 64,8 + 3 mm,
  - PTV IGRT 72: CTV 72 + 3 mm,
  - PTV IGRT 79,2: CTV 79,2 ohne SA,
  - bei konventioneller Radiatio größerer Sicherheitsabstand: PTV = CTV + 7 mm,
- Risikoorgane: Rektum, Blase, Hüftköpfe.

High-Risk-Patienten

Definition.

- > cT2b,
- PSA > 20,
- Gleason > 8.

Radiotherapie.

- Klinisches Zielvolumen der Prostata mit Samenblasen und ggf. Lymphknoten mit 1 cm Sicherheitssaum:
  - 50,4 Gy (Lymphknoten) Gesamtdosis,
  - Boost 73,8 – 81 Gy Gesamtdosis,
- oder:
  - Tumor (Spectro-positive Areale nach MRT): 2,2 Gy Einzeldosis ad 79,2 Gy Gesamtdosis,
  - Prostata: 2 Gy Einzeldosis ad 72 Gy Gesamtdosis (36 ×),
  - Prostata mit Samenblasen: 1,8 Gy Einzeldosis ad 64,8 Gy Gesamtdosis,

- regionäre pelvine Lymphknoten bzw. Lymphabflusswege: 1,8 Gy Einzeldosis ad 50,4 Gy Gesamtdosis.

Rezidiv

Definition.

- Bei 3-maligem Anstieg,
- sprunghafter Anstieg des PSA-Werts um > 2 ng/ml,
- korreliert mit Metastasierung,
- makroskopisch (MR), mikroskopisch (Biopsie).

MERKE

Bei einem Prostatavolumen > 50 ml wird für 3 – 6 Monate eine prätherapeutische Hormontherapie durchgeführt.

Radiotherapie.

- Nach R1,
- N0,
- klinisches Zielvolumen der Prostata + 1 cm: 66,6 Gy oder 2 ad 66 Gy,
- nach R2: 72 Gy oder Einzeldosis 2,15 ad 70,95 Gy,
- bei PSA-Anstieg: 66,6 Gy,
- R2: Lymphknoten 50,4 Gy,
- Boost (bei Rezidiv): 72 Gy,
- Zielvolumen nach CT (5 – 10 mm),
- CTV 66: Prostatabett + 3 mm (ggf. kleiner zum Rektum), Samenblasenbefall: + Samenblasenzielvolumen,
- CTV 70,95: R1-Region oder makroskopisches Rezidiv (nach MRT) ohne Sicherheitsabstand, PTV IGRT = CTV + 3 mm, PTV konventionell = CTV + 7 mm.

Peniskarzinome

Häufigkeit, Histologie.

- Selten,
- Hygiene als Vorsorge,
- 95 % Plattenepithelkarzinome,
- Metastasierung in Leisten- und ilikale Lymphknoten.

Radiotherapie.

- Penisamputation = Radiotherapie mit 60 Gy,
- Cave: Urethrastenose, Weichteilnekrose,
- Afterloading Moulage, interstitiell bis 4 cm Tumorgröße.

Weibliche Genitaltumoren

Abb. 11.36 zeigt mögliche Lokalisationen weiblicher Genitaltumoren.

Zervixkarzinom

Häufigkeit.

- Dritthäufigster Tumor nach Tumoren in Korpus und Ovar bei der Frau,
- abnehmende Inzidenz dank Vorsorge/Standard, Vorstufentherapien, Hygienemaßnahmen.

Ätiologie. Geschlechtsverkehrvermittelt:

- Herpes-simplex-Virus Typ 16 und 18: verursachen 70 % der Zervixkarzinome (Prophylaxe durch Impfung der Jugendlichen vor dem 1. Geschlechtsverkehr),
- Papillomaviren,
- Herpes-simplex-Virus Typ 2.

Risikofaktoren.

- Hohe sexuelle Aktivität, wechselnde Partner (Prostitution),
- soziales Milieu,
- Sexualhygiene,
- Rauchen,
- Adipositas,
- Mangel an Kofaktor Vitamin A und C (Nikotin).

Prophylaxe.

- Vorsorge zwischen dem 20. – 60. Lebensjahr,
- mindestens 1 × pro Jahr (besser 2 × pro Jahr) gynäkologische Kontrolle (Abstrich zum frühzeitigen Nachweis eines Zervixkarzinoms [menschliches Papillomavirus]; Ultraschall zum frühzeitigen Nachweis eines Korpuskarzinoms),

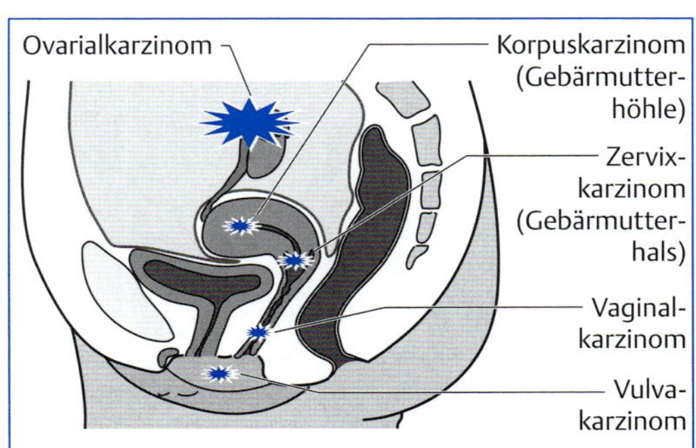

Abb. 11.36 Lokalisation weiblicher Genitaltumoren.

- Sexualhygiene auch der Partner (Treue),
- Impfung gegen Herpes-simplex-Virus Typ 16, 18, 6 und 11 vor dem 1. Geschlechtsverkehr (Mädchen wie auch Jungen als Überträger in der Diskussion).

Symptomatik.
- Ausfluss,
- Blutung.

Histologie.
- Plattenepithelkarzinome: 85%,
- Adenkarzinome: 10%,
- selten Sarkome,
- Lymphknotenmetastasen paraaortal.

Diagnostik.
- Papanicolaou-Färbung bei Krebsabstrich: Pap VI → Verdacht auf Karzinom,
- Konisation: kegelförmige Tumorresektion,
- Zysto-, Rektoskopie zur Krebsausbreitung,
- Kolonkontrasteinlauf (Divertikulose?),
- Staging.

TNM-Klassifikation.
- T1: Zervix,
  - T1a: mikroinvasiv,
  - T1b: beschränkt auf Zervix,
- T2: über Uterus (Befall von Parametrien und Scheide),
- T3: bis Beckenwand,
- T4: Nachbarorgane (Blase/Rektum).

In **Abb. 11.37** ist die FIGO-Klassifikation (Fédération Internationale de Gynécologie et d'Obstétrique) dargestellt (beachte den Lymphknotenbefall).

CAVE

Folgende Gefahren kann ein Zervixkarzinom mit sich bringen:
- Adenokarzinom,
- Gefäßeinbruch,
- G3,
- Tumorgröße.

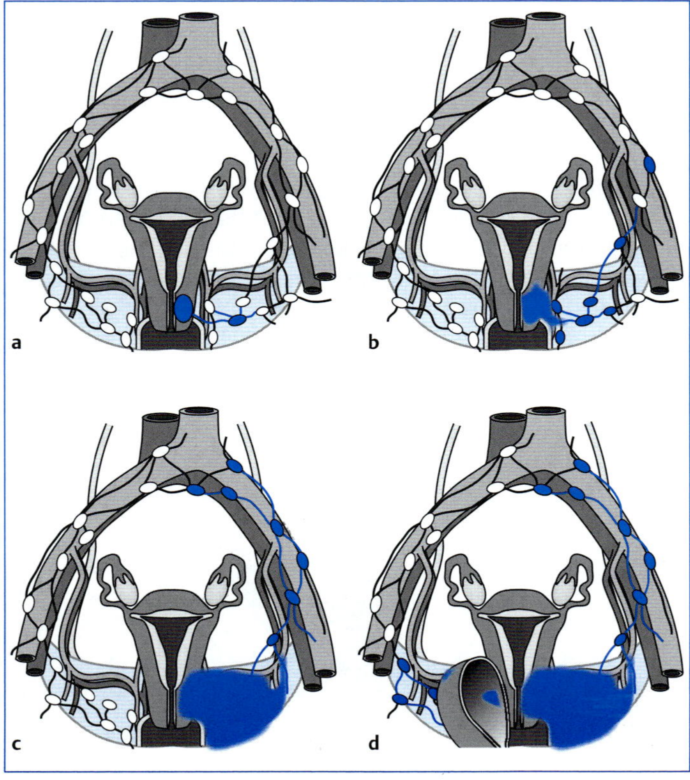

Abb. 11.37 FIGO-Stadieneinteilung des Zervixkarzinoms.
a Stadium I.
b Stadium II.
c Stadium III.
d Stadium IV.

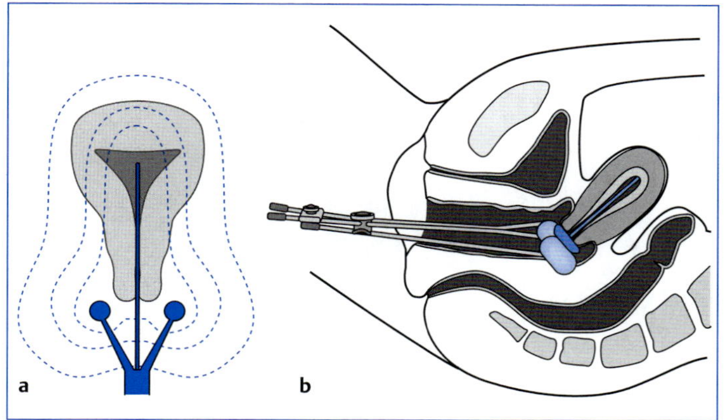

Abb. 11.38 Afterloading.
a Schematische Darstellung der Isodosen.
b Schematische Darstellung der Applikatorlage.

Therapie.

- In Abhängigkeit vom Tumorstadium:
  - I–II b (bis Parametrien): Abwägen von Operation versus Afterloading oder perkutane Radiotherapie,
  - 0–Ia (mikroskopischer Zervixtumor): Konisation (Kegel mit bösartig verändertem Gewebe wird ausgeschnitten),
  - Ia mit Raumforderung: abdominale Hysterektomie,
  - Ib–II b: Radikaloperation nach Wertheim-Meigs-Okabajashi (Entfernung von Uterus + Adnexen ± Ovarien + oberem Vaginalabschnitt, ggf. + paraaortalen Lymphknoten),
- Chemotherapie: Cisplatin 40 mg/m^2 Körperoberfläche (→ 10 – 15 % Gesamtüberlebenssteigerung),
- postoperativ:
  - Risikofaktoren:
    - R1 oder R2,
    - Parametrieninvasion,
    - Sicherheitsabstand < 3 mm,
    - Scheidenmanschette: Sicherheitsabstand < 10 mm,
    - Lymphknotenmetastasen,
    - Tumor > 5 cm,
    - Adenokarzinom,
    - Gefäßeinbrüche,
    - Stromainvasion > 10 mm,
  - Radiotherapie:
    - 45 – 50 Gy,
    - 5 – 10 Gy Boost,
    - + Afterloading (IV),
    - Lymphknoten + paraaortale Lymphabflusswege: 45 Gy,
  - nur Afterloading (mit Sicherheitsabstand; Abb. 11.38) je nach Stadium:
    - Ia (mikroskopisch): 5 × 5,0 Gy High-Dose-Rate = 40 Gy Pulsed-Dose-Rate, 60 – 75 Gy Pulsed-Dose-Rate (gleiche Effektivität wie Hysterektomie), Ringstift, Ovoide, Vaginalapplikatoren,
    - Ib1–IIa: Operation hat gleiche Effektivität wie Radio-/Chemotherapie,
    - IIB, III, IV: Radio-/Chemotherapie (IV und R1: mit Afterloading); 1,8 Gy ad 50,4 Gy 5 × pro Woche bzw. 4 × pro Woche + Afterloading 30 – 35 Gy (IV) 1 × pro Woche,
    - Manchester-Punkte (Abb. 11.39): Punkt A (75 – 85 Gy), Punkt B (Beckenwand 50 Gy, bei Befall der Beckenwand 60 – 65 Gy),
    - Zervixmaximum: 150 Gy, dann jedoch Atrophie,
    - Gesamtdosis Blase, Rektum: 60 Gy (Sonden [Blasen-, Rektumsonde] zur Dosiskontrolle unter Afterloading!),
    - Feldgrenzen (Abb. 11.40): Zur Bestimmung der Feldgrenzen ist eine vorausgehende Simulation sinnvoll: Lendenwirbelkörper 3 (wenn A.-iliaca-communis-Lymphknoten positiv befallen), Lendenwirbelkörper 4 (II b–IV), Lendenwirbelkörper 5/S1, Foramina obturatoria bzw. Weichteil vaginal, Rektummitte bis Sakrum, Symphyse, bei Vaginalbefall im unteren Drittel: + inguinale Lymphknoten,
  - High-Dose-Rate: Dosis = Zieldosis · 0,6 bzw. 0,7 (35 – 40 Gy · 0,6 bzw. 0,7 = 5 Gy High-Dose-Rate) = 1,3- bis 1,6-fach effektiver als Low-Dose-Rate, Pulsed-Dose-Rate oder Teletherapie (Beachten bei Dosisbestimmung!).

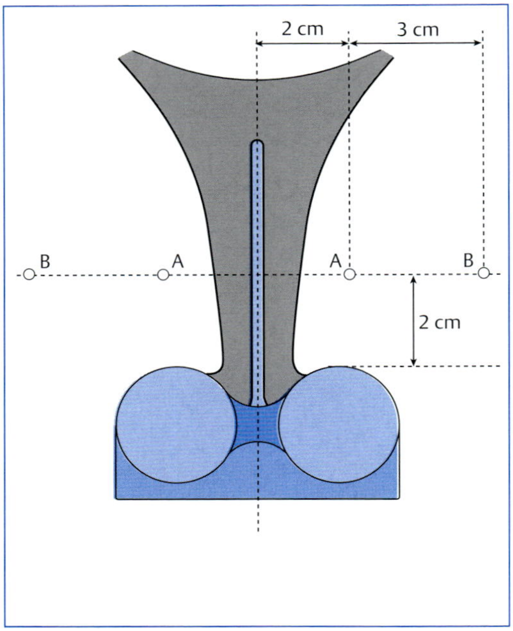

Abb. 11.39 Bestimmung der Messpunkte beim Afterloading (Manchester-Punkte). An die Portio wird der Ring (angeschnittener Ring als Kreise rechts und links dargestellt) angelegt; der Stift reicht in den Uterus hinein. Punkt A liegt ab Portioebene bzw. Stiftvertikale 2 cm lateral und 2 cm kranial, Punkt B 2 cm + 3 cm = 5 cm lateral und 2 cm kranial.

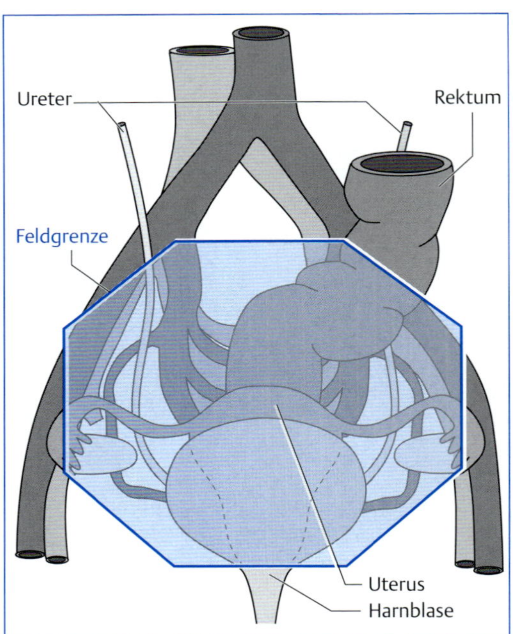

Abb. 11.40 Feldgrenzen bei Radiotherapie eines Zervixkarzinoms. Schematische Darstellung.

MERKE

Perkutane Bestrahlung: 3-Felder-Technik (Bellyboard-Lagerung, Bauchlagerung) oder 4-Felder-Technik (Rückenlage, Kniefix) möglich.

Prognose. 5-Jahres-Überlebensrate:
- Stadium I: 100%,
- Stadium II: 70%,
- Stadium III: 35%,
- Stadium IV: 10%.

Korpus-/Endometriumkarzinom

Häufigkeit.
- Häufigstes weibliches Genitalkarzinom,
- „Alterskarzinom": Altersgipfel 70. Lebensjahr.

Ätiologie.
- Östrogen (relatives Risiko von 7,6),
- Tamoxifen (Endometriumhyperplasie, 3-faches Risiko),
- orale Kontrazeptiva vom Kombinationstyp senken auf 0,5 (Schutzwirkung),
- Adipositas,
- Diabetes,
- Hypertonus,
- Nullipara (keine Schwangerschaften).

Symptomatik.
- Blutungen,
- Ausfluss.

Diagnostik. Kürettage (Ausschabung des Uterus).

Histologie.
- Hyperplasien (groß gewachsene Zellen) = Präkanzerose (Übergang 1–30%).
- Adenokarzinom 60%,

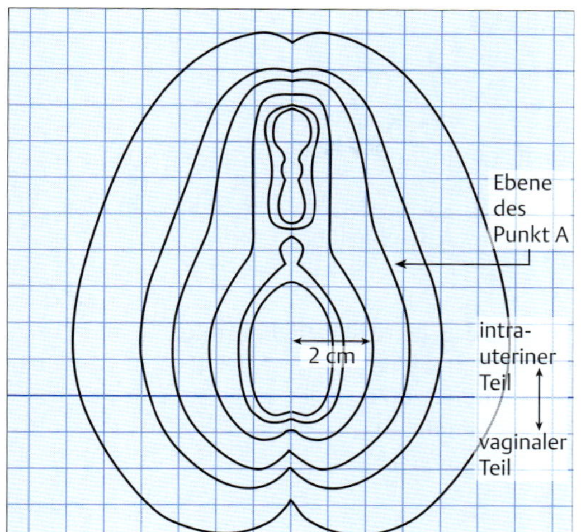

Abb. 11.41 Isodosenverlauf beim Afterloading.

- Anstieg der Östrogen- und Progesteronrezeptoren abhängig vom Differenzierungsgrad (80% bei G1, 30% bei G3),
- Sarkome.

TNM-Klassifikation.
- Ia: < 50% Myometrium, Korpus,
- Ib: > 50%,
- II: Zervix,
- III: kleines Becken,
- IV: Organe.

Therapie.
- Operation (!),
- postoperative Radiotherapie:
  - Indikationen:
    - ab IIA,
    - bei G3,
    - L1,
    - V1,
    - Intermediate Risk: G2, > ⅓ Myometriumbefall, II a: Rezidive in 5 – 10% der Fälle,
    - High Risk: G3, > ⅔ Myometriumbefall, ≥ II b, L1, V1 FIGO III: Rezidive in > 10% der Fälle,
  - Bestrahlung:
    - 30,6 Gy 4- (bzw. 3-)Felder-Box, Mittelblock ab 20 Gy + Afterloading 6 × 7,0 Gy (**Abb. 11.41**),
    - 5 × 5,0 Gy Afterloading bei N0 oder 40 Gy bei I (Low Risk; G1–2, R0, L0, V0: Rezidive in < 5% der Fälle),
    - perkutan + Afterloading bei N+/Nx,
    - paraaortale Radiotherapie bei paraaortalem Lymphknotenbefall,
    - Ganzabdomenbestrahlung (abdominales Bad) bei positiver Peritonealzytologie; 1,5 Gy ad 25 – 30 Gy a.-p. und p.-a. (Cave: Nieren von dorsal ab 12,5 Gy, Leber a.-p. und p.-a ab 20 Gy Block →Blutbildkontrollen!), Boost ad 50 Gy,
    - Stadium IV: Radiotherapie palliativ,
    - allgemein ab T1b Afterloading,
- keine Hormon- oder Chemotherapieindikation!

MERKE

Bei Beckenbestrahlung muss erfolgen:
- Lokalisation,
- Simulation,
- Verifikation (Multileaf-Kollimatoren = zackige Bleilamellen),
- Zielvolumenbestimmung,
- Isodosenverteilung zur Qualitätsicherung.

Prognose. 5-Jahres-Überlebensrate:
- Stadium I: 85%,
- Stadium II: 75%,
- Stadium III: 55%,
- Stadium IV: 15%.

Vaginal-, Vulvakarzinom

Häufigkeit, Ätiologie.
- Selten,
- Altersgipfel: 70. Lebensjahr,
- oft verschleppt (Patient, Arzt).

Risikofaktoren.
- Viren,
- Sexualhygiene.

Histologie. > 90% der Fälle Plattenepithelkarzinom.

TIPP

Eine vulväre intraepitheliale Neoplasie imponiert als Erythro- und Leukoplakie (rote und weiße Plaques); deshalb muss eine Biopsie zur Klärung durchgeführt werden!

Lymphknotenbefall.
- Vaginales, oberes Drittel: pelvine Lymphknoten,
- unteres Drittel: inguinale Lymphknoten,
- vulvärer Befall: inguinofemorale Lymphknoten.

Symptomatik.
- Geruch,
- Blutung,
- Fistel.

FIGO-Klassifikation Vagina/Vulva.
- Stadium I: Vagina/Vulva < 2 cm,
- Stadium II: paravaginal/Vulva > 2 cm,
- Stadium III: Beckenwand/Urethra, Vagina, Anus,
- Stadium IV: Blase, Rektum/Becken.

Therapie.
- Operation:
  - Vagina: Operation nur bei kleinen Tumoren,
  - Vulva: ggf. Vulvektomie,
- Radio-/Chemotherapie:
  - Einzeldosis: 1,8 Gy,
  - bei N0: Tumorregion 60 Gy, inguinale Lymphknoten 50 Gy („Badehose"),
  - bei N+: Tumor + inguinale und iliakale Lymphknoten 50 Gy (bis L5),
  - Boost I: 60 Gy (iliakale Lymphknoten),
  - Boost II: 70 Gy (inguinale Lymphknoten; Shrinking-Field-Technik: Abb. 11.42),
  - ab III, IV: + Cisplatin, 5-FU,
- Afterloading: Template-Technik (s. auch Abschnitt „Prostatakarzinom", S. 89; Lochplatte für Hohlnadeln, zur Fixierung Scheidenzylinder).

MERKE

Vaginalschleimhauttoleranz:
- 80 Gy oben,
- 70 Gy mittig,
- 60 Gy unten.

Eine Bestrahlung der Vulva mit Elektronen wird kaum noch durchgeführt!

Prognose. 5-Jahres-Überlebensrate:
- Stadium I: 80 %,
- Stadium II: 60 %,
- Stadium III: 40 %,
- Stadium IV: 15 %.

Ovarialkarzinom

Häufigkeit, Histologie.
- Epithelial 85 %,
- Keimzelltumoren,
- gonadaler Stromatumor (Sertoli-, Leydig-Zell-Tumor, Granulosazelltumor),
- grenzwertig maligne = Borderline-Tumor,
- Metastase von Mamma-, Gastrointestinal-, Genitaltumor,
- Altersgipfel: 90 % > 40. Lebensjahr.

Ätiologie.
- In hoch industrialisierten Ländern,
- hereditäres (vererbtes) Ovarialkarzinom.

MERKE

Graviditäten (Schwangerschaften) und Kontrazeptiva (Antibabypille) senken das Risiko ein Ovarialkarzinom zu entwickeln.

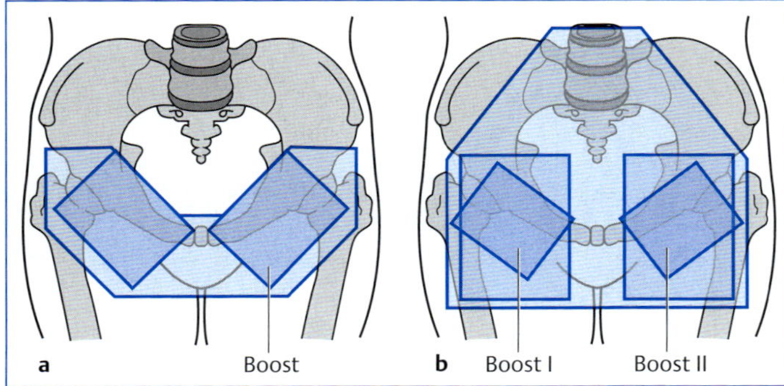

Abb. 11.42 Vulvabestrahlungsfelder mit inguinaler Lymphknotenbestrahlung (Boost II).
a Bestrahlung mit nur 1 Boost.
b Bestrahlung mit 2 Boosts, wobei Boost II gemäß der Shrinking-Field-Technik ein kleineres Feld abdeckt.

Symptomatik. 70% der Fälle: FIGO III, IV:

- Völlegefühl,
- aufgetriebener Leib.

FIGO-Klassifikation.

- Stadium Ia: 1 Ovar,
- Stadium Ib: beide Ovarien,
- Stadium Ic: Kapselruptur,
- Stadium II: Becken,
- Stadium III: Peritonealmetastasen,
- Stadium IV: Fernmetastasen.

Diagnostik.

- Zysto-, Rektoskopie,
- Ca 125-Tumormarker,
- Laparotomie.

Therapie.

- Operation:
  - zum Staging Laparotomie:
    - Tumorresektion mit Hysterektomie (Uterusentfernung) und Entfernung der Adnexen (Bindegewebsplatten, die den Uterus im Becken fixieren),
    - Lymphknotendissektion,
    - Netzresektion,
    - Leberbiopsien,
    - Peritoneallavage (muss sehr penibel und sorgfältig durchgeführt werden!),
  - Second-Look-Operation nach Chemotherapie (Zweitschau nach Therapie),
- Therapie je nach Stadium:
  - Ia/b (G1): keine weitere Therapie,
  - I–II a (G3), II b–III a (G1–G3):
    - Chemotherapie mit Platin,
    - alternativ: Ganzabdomenradiotherapie mit 20–25 Gy (**Abb. 11.43**),
    - Risikoregion: Boost ad 50 Gy,
  - III–IV: Paclitaxel + Cisplatin/Carboplatin,
- Keimzelltumor:
  - I: keine Therapie, > 10 cm: 30 Gy,
  - II:
    - Ganzabdomenradiotherapie mit 30 Gy (1,5 Gy Einzeldosis, da großes Feld, ad 25,5 Gy Gesamtdosis),
    - Boost Becken ad 50 Gy und paraaortale Lymphknoten ad 45 Gy,
  - III–IV:
    - PVB- (Cisplatin + Vinblastin + Bleomyzin), PEB-Protokoll,
    - Second-Look-Operation,
    - ggf. Radiotherapie.

Prognose.

- Stadium I: 5-Jahres-Überlebensrate 90%,
- Stadium II: 5-Jahres-Überlebensrate 70%,
- Stadium III: 5-Jahres-Überlebensrate 40%,
- Stadium IV: 5-Jahres-Überlebensrate 17%,
- Keimzelltumoren: Heilung!

Harnblasenkarzinome

Altersgipfel. 70.–80. Lebensjahr.

Ätiologie.

- Aromatische Amine (Anilinfarben, Nitrosamine),
- Nikotinabusus,
- chronische Entzündungen (Bilharziose, Dauerkatheter, Steine),
- phenazetinhaltige Analgetika,
- Zyklophosphamid.

Symptomatik.

- Hämaturie (Blut im Urin),
- Entzündungsbeschwerden.

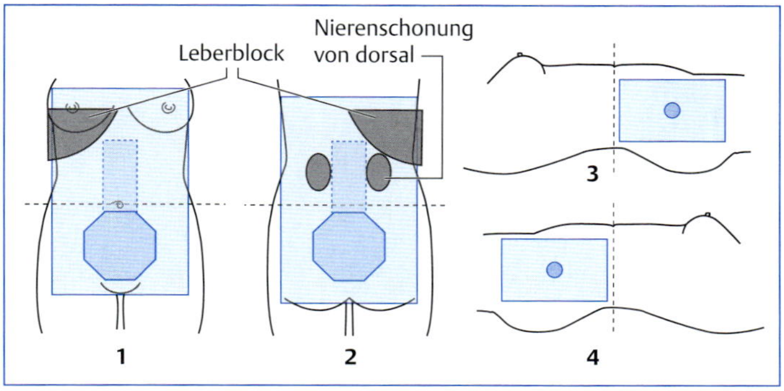

Abb. 11.43 Ganzabdomenbestrahlung mit sukzessiven Blöcken (Whole Abdomen). Durchführung der Bestrahlung: Ganzabdomen (hellblau markierter Bereich), dann Nierenblöcke von hinten, dann Leberblock vorn und hinten, dann ggf. 4-Felder-Box und/oder paraaortale Lymphknoten.

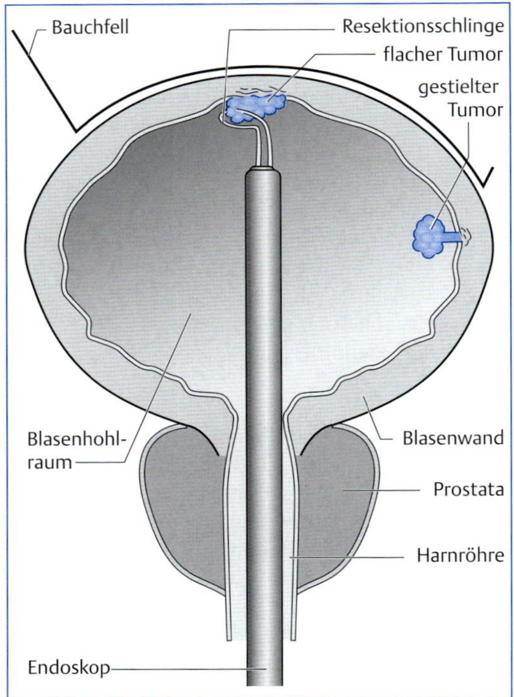

Abb. 11.44 Schematische Darstellung einer TURB.

Histologie. Urothelkarzinom: 90% der Harnblasenkarzinome.

Diagnostik.

- Rektoskopie,
- Bladder Mapping (mehrere Probeexzisionen, um die Blase zu katalogisieren) per TURB (transurethrale Blasenspiegelung/-resektion; **Abb. 11.44**).

TNM-Klassifikation (**Abb. 11.45**).

- Ta: ohne Invasion,
- T1: mit Invasion,
- T2: Muskelinvasion:
  - T2a: Muskelinvasion oberflächlich/innen,
  - T2b: Muskelinvasion tief/außen,
- T3: extravesikal:
  - T3a: mikroskopisch extravesikal,
  - T3b: makroskopisch extravesikal,
- T4: Organe,
- N1: < 2 cm, 1 Lymphknotenmetastase,
- N2: 2 – 5 cm Lymphknoten,
- N3: > 5 cm Lymphknoten.

MERKE

Das Grading ist bei Harnblasenkarzinomen sehr wichtig für das weitere Vorgehen.

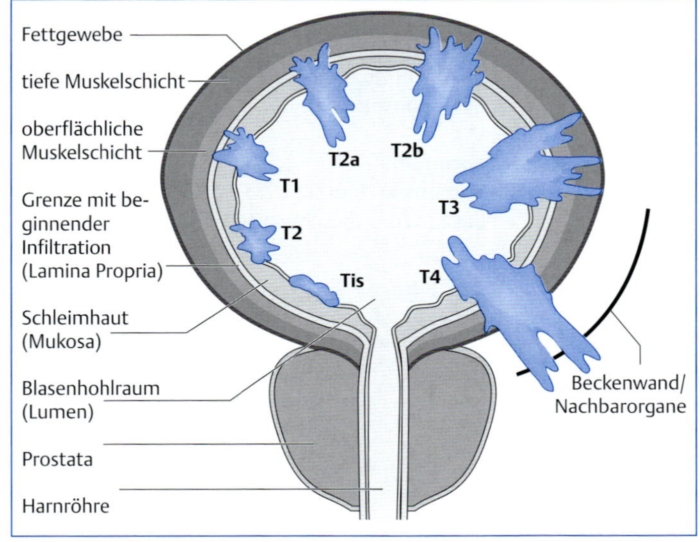

Abb. 11.45 Tumorstadien der Harnblase.

Therapie (je nach Stadium).

- Tis/a, T1 (G1–G2):
  - Bladder Mapping,
  - + Bacillus Calmette-Guerin: intravesikale Immuntherapie,
  - 3-monatliche Kontrollen (!),
  - Rezidive: TURB,
  - mehrere Rezidive: Radio-/Chemotherapie,
- T1 (G3–G4), T2–T4 (G1–G4), muskelinvasive Karzinome:
  - transurethrale Elektroresektion:
    - R0 anstreben (!), „Random Biopsies" (Suchbiopsien),
    - Blasenteilresektion,
    - radikale Zystektomie: für Urologen Standardtherapie; Verlust der erektilen Penisfunktion; Ileumersatzblase Bricker-Blase (Pouch), kontinente Ersatzblasen (werden aus Dünndarmabschnitt hergestellt; heute ist ⅓ der Männer mit kontinenter Ersatzblase auch tatsächlich kontinent!),
  - transurethrale Elektroresektion + Radio-/Chemotherapie: gleiche Effektivität wie Operation (!),
  - Zielvolumen der Bestrahlung:
    - Blase + 3 cm Sicherheitsabstand (CT) + iliakale Lymphknoten (L5),
    - Einzeldosis 1,8 Gy ad 54 Gy Gesamtdosis,
    - + 5 Gy Boost bei R1 oder R2,
    - Lymphabflusswege: 45 Gy,
  - Chemotherapie: Cisplatin 25 mg/m^2 Körperoberfläche + 5-FU 600 mg/m^2 Körperoberfläche an Tag 1 – 5 und an Tag 29 – 33,
  - transurethrale Kontrollelektroresektion nach 6 Wochen, dann alle 3 Monate bis 2 Jahre,
  - Vorteile der Radio-/Chemotherapie für die Harnblase:
    - funktional,
    - Heilung,
    - seltener Metastasen (im Vergleich mit der Operation),
    - bessere Überlebenszeit (im Vergleich mit der Operation),
- palliativ: T4: Radio-/Chemotherapie oder Operation oder MVAC (bei Fernmetastasen; MVAC = spezielle Chemotherapie bei Harnblasenkarzinom: Methotrexat + Vinblastin + Adriamyzin + Cisplatin).

Prognose. 5-Jahres-Überlebensrate:

- Bis T1: 80% (Rezidive),
- T2–T3: bis 80%,
- T3–T4: 35%.

Knochen-, Weichteilsarkome

Abb. 11.46 gibt einen Überblick über die Knochentumoren.

Knochensarkom

Häufigkeit.

- Selten,
- oft in Adoleszenz (junges Erwachsenenalter, Heranwachsende) und ab 60. Lebensjahr.

Ätiologie.

- Besonders Knochen mit starkem Längenwachstum,
- metabolische Überstimulation (wie durch/bei Trauma, Morbus Paget, Osteomyelitis),
- Exostosen-, Enchondrosenentartung,
- radiogen,
- besonders mit Chemotherapie.

Lokalisation.

- Osteosarkom: Metaphysen der Unterschenkel bevorzugte Lokalisation,
- Chondrosarkom: obere Körperhälfte bis Becken,
- Ewing-Sarkom: untere Körperhälfte bis Becken.

Symptomatik.

- Nachts stärkere Schmerzen,
- osteomyelitisähnlich (oft verkannt → Therapieverzögerung),
- Resektion, auch wenn negatives Biopsat!

Diagnostik.

- Thorax: Metastasenausschluss (!),
- offene Biopsie: mindestens 1 cm × 2 cm × 2 cm,
- Knochenmarkbiopsie bei Ewing-Sarkom und Lymphomen!

Differenzialdiagnose.

- Benigne, gutartige Erkrankung,
- Kallusbildung,
- Myositis ossificans, Morbus Paget,
- Tuberkulose,
- Osteomyelitis,
- juvenile Knochenzyste,
- eosinophiles Granulom,
- Metastasen.

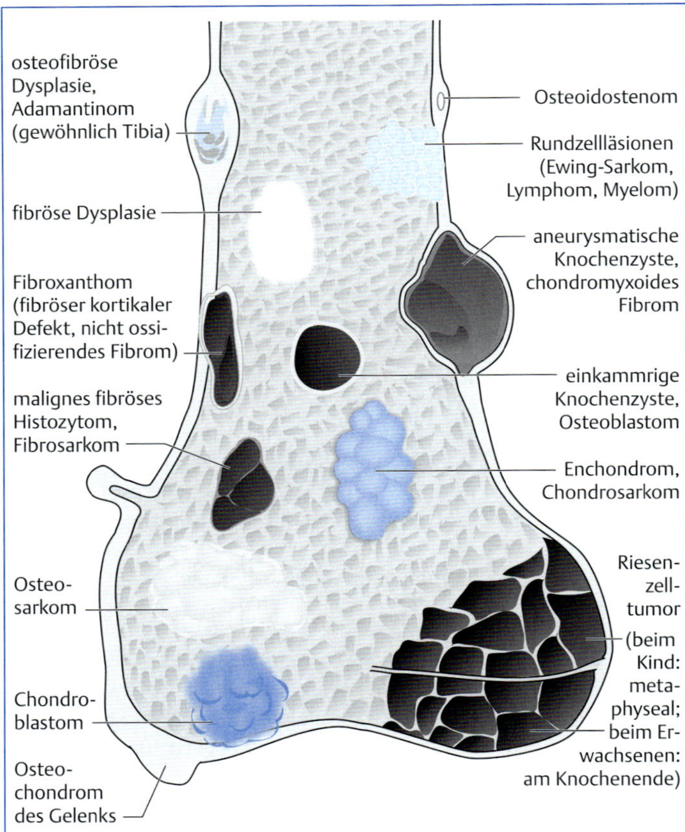

Abb. 11.46 Knochentumoren. Übersicht, Sitz und Morphologie.

Histologie.

- Chondro- (Knorpel),
- Osteo- (Knochen),
- Histiozytom (Bindegewebe),
- Chordom,
- Lipo- (Fett),
- Rhabdomyo- (Muskulatur),
- Myxosarkom,
- Lymphom,
- primitiver neuroektodermaler Tumor,
- Ewing-Sarkom.

TNM-Klassifikation.

- T1: < 8 cm,
- T2: > 8 cm,
- T3: Umgebung,
- N1: regionäre Lymphknoten,
- M1a: Lungenmetastasen,
- M1b: andere Fernmetastasen.

MERKE

Grading: Ewing-Sarkom und primäres Lymphom werden immer als G4 eingestuft.

Therapie.

- Operation:
  - Tumorresektion mit großem Sicherheitsabstand (> 5 cm ossär, > 2 cm Weichteil-); Knochenersatz, Prothese, Osteoplastik,
  - pulmonale Metastasenresektion (bei Osteo-, Ewing-Sarkom),
- Radio-/Chemotherapie:
  - neoadjuvant: besonders Osteo-, Ewing-Sarkom,
  - definitiv: Ewing-Sarkom, Non-Hodgkin-Lymphom,

- Radiotherapie:
  - 66 Gy Gesamtdosis (80 Gy äquivalent), ggf. hyperfraktioniert 2 × 1,6 Gy Einzeldosis ad 45 Gy Gesamtdosis (CWS-Protokoll [Kooperative Weichteilsarkomstudie der Gesellschaft für Pädiatrische Onkologie und Hämatologie]: Größe in cm, Histologie und Grading bestimmen das Therapieregime),
  - präoperative Radiotherapie: bei inoperablem Tumor mit > 5 cm Sicherheitsabstand,
  - postoperative Radiotherapie: 55 Gy,
  - Ganzlungenbestrahlung: 1,2 Gy Einzeldosis ad 20 Gy Gesamtdosis pro 3 Wochen bis 12 Jahren (eher Wahl der Chemotherapie) zur Metastasenverhinderung bei Osteosarkom, 1,5 – 1,8 Gy Einzeldosis ad 14 – 18 Gy Gesamtdosis nach Lungenmetastasenremission bei Ewing-Sarkom,
- Chemotherapie: VAIA-, VACA-, EVAIA-Schema (VAIA-Schema + Etoposid).

Prognose.
- 5-Jahres-Überlebensrate: 50 – 80 % (Erwachsene mit Ewing-Sarkom: 30 %),
- früher ca. 20 % (Ewing-Sarkom-Patienten: 10 %).

Weichteilsarkom

Häufigkeit.
- Selten, bei Kindern häufiger,
- Rhabdomyosarkom: 56 %,
- Synovialsarkom: 8 %,
- peripherer primitiver neuroektodermaler Tumor: 8 %,
- maligner peripherer Nervenscheidentumor, extraossäres Ewing-Sarkom, vaskuläres Weichteilsarkom, Fibrosarkom, Fibromatose usw.

Lokalisation.
- Kopf-Hals-Region: 43 %,
- Bauch-Becken-Region: 27 %,
- Beine: 18 %.

Symptomatik.
- Ungewöhnlich,
- frühe Biopsie!

> **CAVE**
> Da Weichteilsarkome biologisch sehr unterschiedlich sind, muss eine gründliche, umfangreiche Biopsie durchgeführt werden.

Histologie.
- Fibrosarkom (Bindegewebe),
- malignes fibröses Histiosarkom (Bindegewebe),
- Liposarkom (Fettgewebe),
- Rhabdomyosarkom (Muskulatur),
- Leiomyosarkom (glatte Muskulatur),
- Schwannom (Nervenscheiden),
- Sarkom.

Diagnose.
- Vorsichtige Palpation (Gefahr der Tumorzellversprengung!),
- MRT,
- Skelettszintigrafie,
- Thorax-CT (zum Metastasenausschluss),
- kleiner Tumor: weite Exzisionsbiopsie,
- großer Tumor: Probeexzision,
- Knochenmarkbiopsie (Befallsausschluss besonders bei Leiomyosarkom, extraskelettalem Ewing- und Kaposi-Sarkom),
- Liquorzytologie bei Rhabdomyosarkom im Kopf-Hals-Bereich (Liquorbefall ausschließen!),
- zur Differenzierung oft Immunhistochemie, Elektronenmikroskopie.

TNM-Klassifikation.
- T1: < 5 cm,
- T2: > 5 cm,
  - T2a: oberflächlicher Tumor,
  - T2b: tief liegender Tumor,
- Grading:
  - Stadium I: T1–2 G1–2,
  - Stadium II: T1–2a G3–4,
  - Stadium III: T2b G3–4,
  - Stadium IV: N1, M1.

Therapie.
- Operation:
  - Sicherheitsabstand 2 – 4 cm bei Tumorresektion mit postneoadjuvanter Radiatio,
  - Sicherheitsabstand 5 cm (2 cm tief) + Biopsiekanal (!) bei Radikalresektion,
  - Kompartimentresektion,
  - Amputation selten indiziert:
    - < 1 % der Fälle,
    - evtl. beim Fuß,

    - bei nicht möglicher R0-Resektion und inadäquater Nerven- und Blutversorgung und somit nutzloser Extremität,
    - bei Rezidiv ohne Option zur Radio-/Chemotherapie,
    - palliativ (Schmerz, Blutung, Ulkus),
  - Lymphknotendissektion nicht obligat,
- Radiotherapie:
  - Standard: Wide Excision als R0 und postoperativ ab IIa mit 50 Gy Gesamtdosis, Boost 66 Gy Gesamtdosis mit 5 cm Sicherheitsabstand,
  - Innenseitenweichteile und Gelenke aussparen und den Lymphabfluss (mindestens ⅓),
  - Narben markieren, auch Drainagezugänge, und in das Bestrahlungsfeld einbeziehen (Tumorzellverschleppungstheorie),
  - präoperativ ab II a Radiotherapie + Doxorubicin, Ifosfamid: hyperfraktioniert, akzeleriert 60 Gy Gesamtdosis → am ehesten R0-Operation möglich, daher bevorzugen,
- Chemotherapie: Doxorubicin, Ifosfamid, Dacarbazin, Methotrexat, Cisplatin, Zyklophosphamid,
- regionale Tiefenhyperthermie (Studie, München): positive Ergebnisse.

Prognose.
- Postoperative Lokalrezidive: in Abhängigkeit vom R-Status 100 – 10 %,
- Kinder: 5-Jahres-Überlebensrate 85 %,
- Erwachsene: 5-Jahres-Überlebensrate 80 % (Rhabdomyosarkom, Sarkom: 30 %).

Hauttumoren

Aufbau der Haut.
- Epidermis (Oberhaut):
  - Stratum corneum, Stratum spinosum, Stratum granulosum, Stratum lucidum, Stratum basale,
- Dermis (Lederhaut, Korium):
  - Stratum papillare, Stratum reticulare, Ruffini-Tastkörperchen,
- Subkutis (Unterhaut):
  - adipöses Fett, Nerven, Blutgefäße, Bindegewebe, Vater-Pacini-Tastkörperchen.

Semimaligne Hauttumoren. Destruierend oder gern rezidivierend wachsend, aber nicht metastasierend:
- Basaliom,
- Keratoakanthom,
- Morbus Bowen.

Ätiologie.
- Umweltfaktoren:
  - UV-B-, UV-A-Strahlung, aktinisch (strahlenbedingt),
  - ionisierende Strahlung,
  - kanzerogene Chemikalien (Arsen, Teerprodukt, Psoralen),
- genetisch.

Basaliom/Spinaliom

Altersgipfel, Lokalisation.
- Altersgipfel: 70. – 80. Lebensjahr,
- „Sonnenhaut" (sonnenexponierte Stellen: Stirn, Gesicht usw.).

Tumoröses Verhalten.
- Größenverdoppelung alle 6 – 12 Monate (!),
- Ulcus rodens (Knorpeldestruktion),
- keine Metastasen (semimaligne).

Therapie.
- Operation:
  - Exzision,
  - CO_2-Laser,
  - Kryochirurgie („Vereisung") mit flüssigem Stickstoff,
- Radiotherapie:
  - bei R1, R2, Rezidiv,
  - groß: 5 × 6,0 Gy Einzeldosis oder 35 × 2,0 Gy Einzeldosis,
  - klein: 15 × 3 Gy Einzeldosis,
  - Elektronen,
  - bis 1 cm Sicherheitsabstand.

Prognose.
- Oft Lokalrezidive,
- keine/kaum Lymphknoten- oder Fernmetastasen!

Plattenepithelkarzinom/Spinaliom

Altersgipfel, Erscheinungsform.

- Altersgipfel: 70. – 80. Lebensjahr,
- schuppig, flächig, nodulär.

In-Situ-Karzinome.

- Solare (Sonnen-)Keratose,
- Morbus Bowen (intraepidermal),
- Erythroplasia Queyrat (epidermisdurchsetzend).

CAVE

Das Spinaliom bildet Lymphknotenmetastasen!

TNM-Klassifikation.

- Tis,
- T1: < 2 cm,
- T2: 2 – 5 cm,
- T3: > 5 cm,
- T4: Invasion tiefer liegender Strukturen.

Therapie.

- Operation: R0 Resektion gleichwertig mit Radiotherapie,
- Radiotherapie:
  - postoperativ bei:
    - R1/2,
    - Weichteilinvasion,
    - Rezidiven,
  - Bestrahlung der Lymphabflusswege bei:
    - N+,
    - > 5 mm,
    - T3/4,
    - desmoplastisch (bindegewebebildend),
    - Rezidiv,
- Bestrahlung mit 50 Gy Gesamtdosis, bei R2: 60 – 70 Gy Gesamtdosis.

Prognose. 90 % Heilungen.

Merkel-Zell-Karzinom

Tumoröses Verhalten.

- Neuroendokrines Karzinom,
- bei alten Menschen,
- in 80 % der Fälle Lymphknotenmetastasen,
- in 90 % der Fälle Rezidive,
- Prognose ungünstigst.

TIPP

Zum Ausschluss pulmonaler Metastasen muss ein Thorax-CT durchgeführt werden.

Therapie.

- Operation:
  - R0 + großer Sicherheitsabstand,
  - Lymphknotendissektion beidseits bei Mittellinienüberschreitung,
- Radiotherapie:
  - bei > 1 cm Tumorgröße: 50 Gy Gesamtdosis, > 90 % Lokalkontrolle, Zielvolumen + 5 cm Sicherheitsabstand (!) + Bestrahlung der Lymphknoten,
  - R0: 50 Gy Gesamtdosis,
  - R1: 60 Gy Gesamtdosis,
  - R2: 70 Gy Gesamtdosis,
  - N0: Lymphabflusswege 50 Gy Gesamtdosis,
  - N+: 60 Gy Gesamtdosis,
- Chemotherapie: bei Fernmetastasierung.

Prognose.

- Mit postoperativer Kontrolle + Radiotherapie: > 70 %,
- 5-Jahres-Überlebensrate: 35 – 60 %.

Malignes Melanom

Häufigkeit.

- Inzidenzzunahme seit 20 Jahren massiv (!), z. B. in Hamburg: + 160 % bei Männern, + 325 % bei Frauen,
- Häufigkeit nimmt derzeit pro Jahr um 7 % zu,
- geografische Unterschiede (Skandinavien: 4,5 pro 100 000 Einwohnern, Australieneinwanderer: 33 pro 100 000 Einwohnern).

Risikofaktoren.

- UV-A-, UV-B-Strahlung (Sonne, Sonnenbrand),
- gehobener sozioökonomischer Standard (Reisen),
- genetisch,
- konstitutionell.

Präkanzerosen.

- Nävi,
- Lentigo maligna.

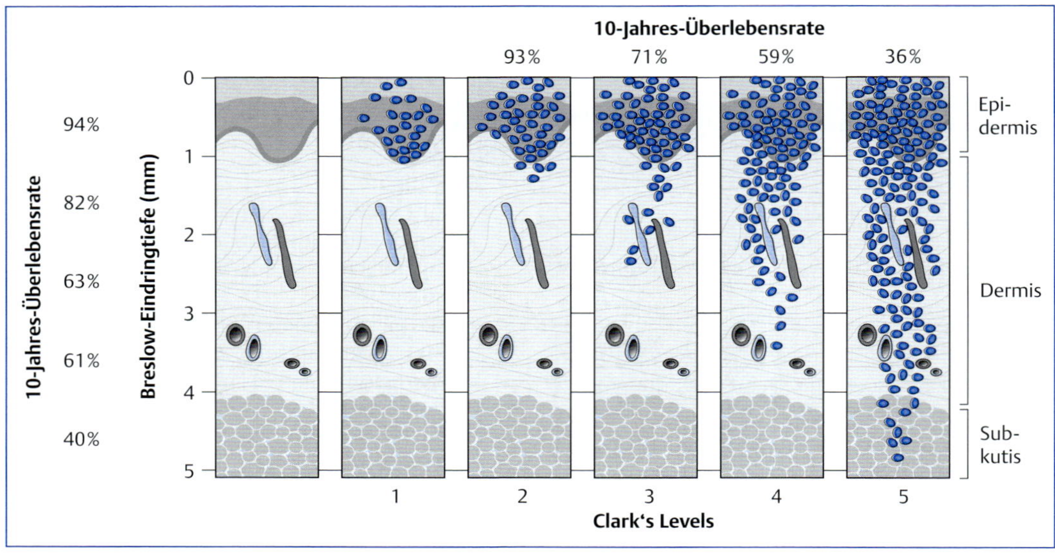

Abb. 11.47 Einteilung der Tumorstadien bei malignem Melanom nach Clark und Breslow.

Histologie.

- Superfiziell spreitendes Melanom (60% der malignen Melanome),
- nodulär (20%, besonders bei Kindern sehr bösartig),
- Lentigo maligna (15%, lichtexponierte Stellen, gute Prognose),
- akrolentiginös (5%, sehr bösartig).

MERKE

ABCDE-Regel:
- Asymmetrisch?
- Begrenzt?
- Colorit?
- Durchmesser?
- Elevation?

Tumorstadien.

CAVE

- Keine Inzision,
- keine Probeexzision,
- keine Feinnadelbiopsie,
- kein Schnellschnitt,
- weite Exzision!

- Clark-Level: Einteilung nur nach Eindringtiefe, also pT,
- Breslow: in mm Eindringtiefe,
- Tumorstadien (Abb. 11.47):
  - pT1/Clark-Level II, III: < 1 mm Breslow,
  - pT2/Clark-Level IV, V: 1 – 2 mm,
  - pT3: 2 – 4 mm,
  - pT4: > 4 mm.

Therapie.

- Operation:
  - weite Exzision:
    - Melanomdurchmesser < 2 mm: bis 2 cm Sicherheitsabstand,
    - Melanomdurchmesser > 2 mm: bis 3 cm Sicherheitsabstand, ggf. Amputation,
  - Lymphknotendissektion bei N0,
  - Sentinel Node („Wächterlymphknoten") umstritten (!),
- Radiotherapie:
  - indiziert bei:
    - Lentigo maligna,
    - superfiziell spreitendem Malignom,
    - älteren Menschen,
    - T3/4,
    - > 4 Lymphknoten befallen,
    - L1,
    - Kapseldurchbruch,

- Bestrahlung:
  - 4–5 × 4,0 Gy Einzeldosis ad 40–44 Gy Gesamtdosis,
  - 52–56 Gy Gesamtdosis, wenn Melanom kleinvolumig,
- Afterloading: malignes Melanom der Aderhaut: $^{106}Ru/^{106}Rh$,
- palliative Radiotherapie: 10–14 × 4,0 Gy Einzeldosis alle 3 Wochen,
- zerebrale Metastasen: 4 × 5,0 Gy Einzeldosis oder 10–12 × 3 Gy Einzeldosis oder stereotaktische Einzeitradiotherapie mit 20 Gy, auch als Boost nach Ganzhirnbestrahlung (!),

- Hyperthermie (+ Chemotherapie bei akrolentiginösem malignem Melanom),
- Chemotherapie: Studien: Interferon-α, Bacillus Calmette-Guérin, dendritische Zellen.

Prognose.
- pTis/1: 10-Jahres-Überlebensrate 97–100 %,
- pT2: 10-Jahres-Überlebensrate im schlechtesten Fall 90 %, mit Lymphknotenbefall 35 %,
- pT4: 10-Jahres-Überlebensrate 50 %, mit Lymphknotenbefall 10 %.

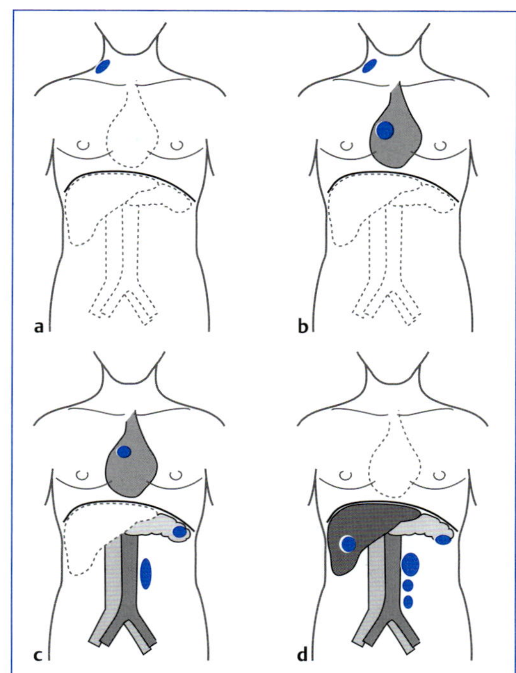

Abb. 11.48 Stadieneinteilung nach Ann-Arbor.
a Stadium I.
b Stadium II.
c Stadium III.
d Stadium IV

Maligne Lymphome

Morbus Hodgkin (Lymphogranulomatose), Hodgkin's Disease

Häufigkeit, Altersgipfel.
- Realtiv selten,
- Altersgipfel: 25. und 50. Lebensjahr.

Ätiologie.
- Unklar (Viren? Genetisch? Umwelt?),
- Immundefekte.

Symptomatik.
- Lymphknoten,
- Allgemeinsymptome (B-Symptomatik):
  - Fieber bei 40 % der Patienten,
  - Nachtschweiß bei 25 % der Patienten,
  - Gewichtsverlust um > 10 % in 6 Monaten bei 30 % der Patienten,
- Alkoholschmerz (auf Alkohol körperliche Schmerzen, unbestimmt) bei 10 % der Patienten.

Histologie.
- Sternberg-Reed-Zellen,
- Typen:
  - lymphozytenreich (10 % der Fälle),
  - noduläre Sklerose (70 %),
  - Mischtyp (20 %),
  - lymphozytenarm (5 %).

Diagnostik. Lymphknotenexstirpation in toto (ganz)!

Ann-Arbor-Einteilung (**Abb. 11.48**).
- Stadium I: 1 Lymphknotenregion,
- Stadium II: 2 und mehr Lymphknotenregionen, ober- oder unterhalb des Zwerchfells,
- Stadium III: beidseits des Zwerchfells,
- Stadium IV: diffuser Befall (s. unten),
- C: klinisch,
- P: pathohistologische Befunde,
- A: Fehlen der Allgemeinsymptome,
- B: Allgemeinsymptome (s. oben),

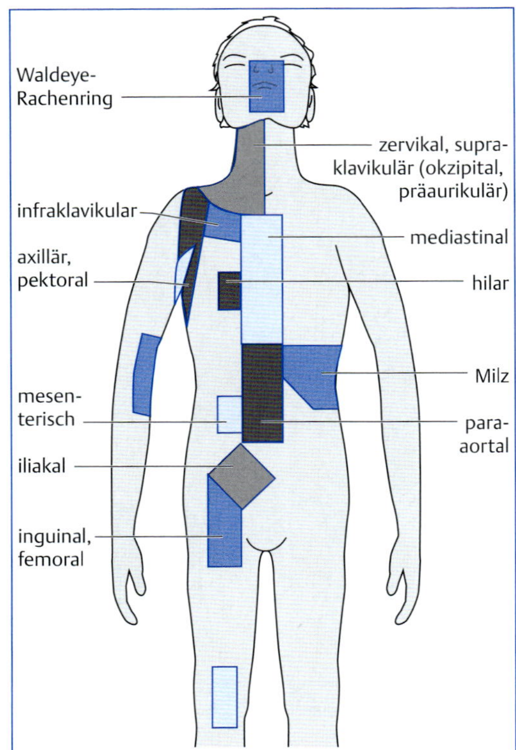

Abb. 11.49 Extranodale Lymphknotenregionen.

- E: Stadium extranodal (**Abb. 11.49**):
  - S = Milz, H = Leber, L = Lunge, M = Knochenmark, P = Pleura, O = Knochen, D = Haut.

Risikofaktoren.

- Prognose günstig: Ann-Arbor-Stadium IA und IIA,
- Prognose intermediär:
  - Stadium I + einer der unten genannten Risikofaktoren,
  - Stadium II + 1 Risikofaktor,
  - Stadium IIIA,
- Prognose ungünstig: Stadium IIB, IIIB, IV,
- Risikofaktoren: machen die Prognose schlechter, daher Chemotherapie durchführen bei:
  - B-Symptome,
  - E-Stadium (extranodal),
  - Bulky Disease ≥ 5 cm (Suffix X),
  - > ⅓ des Thoraxquerdurchmessers (Höhe Th5/Th6) groß (Suffix X),
  - Milzbefall,
  - > 3 Lymphknotenareale betroffen,
  - Patientenalter > 60 Jahre,
  - Blutsenkungsgeschwindigkeit hoch,
  - Mischtyp,
  - lymphozytenarme Form.

Therapie.

- Operation: zur Diagnosestellung,
- Radiotherapie:
  - Stadium IA/IIA ohne Risikofaktoren (Low Risk),
  - nach Chemotherapie bei Intermediate Risk, Resttumor, Bulky Disease,
  - Bestrahlungsfelder:
    - Involved Field: Lymphknotenareale,
    - Extended Field: „Mantelfeld“ oder „Umgekehrtes-Y-Feld“,
    - Subtotal nodal Field: Mantelfeld + paraaortale Lymphknoten,
    - Total nodal Field: Mantelfeld + „Umgekehrtes-Y-Feld“,
  - Bestrahlung: 2,0 Gy Einzeldosis ad 30 Gy Gesamtdosis subklinisch, meist innerhalb von Studien (!) (in den Jahren 2010/2011 liefen Studien mit Namen HD 14/15); 20 – 36 Gy Gesamtdosis bei klinisch auffälligem Morbus Hodgkin, 40 – 50 Gy Gesamtdosis bei Bulky Disease,
  - Nebenwirkungen:
    - Pneumonitis,
    - Perikarditis,
    - Myokarditis (10 % der Patienten),
    - koronare Herzkrankheit bis Herzinfarkt ab 30 Gy,
    - Schilddrüsenunterfunktion (20 – 30 % der Fälle),
    - Azoospermie (reversibel),
    - chronische Darmreizung,
    - Wachstumsstörungen ab 10 Gy bei Kindern (deshalb muss die Strahlungsdosis über den Wachstumsfugen gleichmäßig sein; einzeichnen als Risikoorgan),
    - Sekundärmalignome (Leukämie, Non-Hodgkin-Lymphom, solide Tumoren),
- Chemotherapie:
  - High-Risk-Fälle: ab Stadium IB, IIB, IIIA, IV, Bulky Disease,
  - Kinder bis zum Abschluss der Wachstumsperiode,
  - Protokolle:
    - ABVD (Adriamyzin + Bleomyzin + Vinblastin + Dacarbazin),

- MOPP (Mustargen + Vincristin + Procarbazin + Prednison),
- BEACOPP (Bleomyzin + Etoposid + Adriamyzin + Cytoxan + Onkovin + Prednison + Procarbazine),
- OPPA (Vincristin + Procarbazin + Prednison + Adriamyzin),
- OEPA (Vincristin + Etoposid + Prednison + Adriamyzin),

▶ Nebenwirkungen:
- Fertilitätsstörungen dauerhaft (bei Jungen nach OPPA),
- Myokardschäden,
- Lungenfibrose,
- Zweittumoren: 5% nach 10 Jahren, 15% nach 20 Jahren.

CAVE

Eine Bestrahlungspause von 2 Wochen zwischen der Bestrahlung des Bereichs oberhalb und der Bestrahlung der Region unterhalb des Zwerchfells wegen der Hämatotoxizität wird nicht mehr durchgeführt. Der sog. „Split Course" verschlechtert die Prognose!

Prognose. 10-Jahres-Überlebensrate:
- Stadium I/II: 80%,
- Stadium III/IV: 50%.

Non-Hodgkin-Lymphom

Häufigkeit, Altersgipfel.
- Häufiger,
- Altersgipfel: 60.–70. Lebensjahr.

Ätiologie.
- Viren (Burkitt-Lymphom),
- Immundefizite (Aids),
- Umwelt (Strahlen, Chemotherapie),
- genetisch.

Symptomatik.
- Frühzeitiger Befall des Waldeyer-Rachenrings,
- diskontinuierliches Befallsmuster,
- leukämischer Verlauf besonders bei blastischen Lymphomen,
- bei Kindern oft intraabdominaler Befall.

Klassifikation nach WHO (**Tab. 11.2**).

Tabelle 11.2 Klassifikation aggressiver Non-Hodgkin-Lymphome nach WHO (Swerdlow 2008) [35].

B-Zell-Lymphome	T-Zell-Lymphome

▶ follikuläres Lymphom Grad IIIB
▶ follikuläres Lymphom Grad III und diffuses B-Zell-Lymphom
▶ diffus großzelliges B-Zell-Lymphom mit folgenden Varianten:
  ▶ zentroblastisch
  ▶ immunoblastisch
  ▶ plasmoblastisch
  ▶ anaplastisch-großzellig
▶ T-Zell-reiches B-Zell-Lymphom
▶ primäres Ergusslymphom
▶ intravesales B-Zell-Lymphom
▶ primär mediastinales B-Zell-Lymphom
▶ Burkitt-like Lymphom mit folgenden Varianten:
  ▶ hochmalignes B-Zell-Lymphom vom Burkitt-Typ
  ▶ Burkitt-Lymphom mit plasmozytoider Differenzierung
▶ Mantelzelllymphom, blastoid
▶ aggressives Marginalzonenlymphom (monozytoid)
	▶ Vorläuferzelllymphome/Leukämien:
	  ▶ Vorläuferzell-T-lymphoblastisches Lymphom
	  ▶ Vorläuferzell-T-Zell-lymphoblastische Leukämie
	▶ reife/periphere T-Zell-Lymphome und neoplastische NK-Zell- (Natürliche-Killerzell-)Erkrankungen:
	  ▶ extranodales NK/T-Zell-Lymphom vom nasalen Typ
	  ▶ extranodales NK/T-Zell-Lymphom vom Enteropathietyp
	  ▶ angioimmunoblastisches extranodales NK/T-Zell-Lymphom
	  ▶ peripheres extranodales NK/T-Zell-Lymphom, nicht weiter spezifiziert
	▶ T-Zonen-Lymphom
	▶ lymphoepitheloides Lymphom
	▶ großzellig-anaplastisches Lymphom
	▶ blastisches NK-Zell-Lymphom

Diagnostik.

- Knochenmarkbiopsie aus beiden Beckenkämmen: leukämische Aussaat (!),
- Liquoranalyse bei Stadium IV (!),
- PET-CT!

Therapie.

- Exzisionsbiopsie, palliativ bei Notfällen (Blutungen, Frakturen),
- Radiotherapie:
  - primär: Stadium I, II; 15% niedrigmaligne (indolente), 40% hochmaligne (aggressive) Non-Hodgkin-Lymphome (evtl. mit Chemotherapie kombinieren),
  - adjuvant: nach kompletter Remission,
  - additiv:
    - (bei Resttumor) nach Chemotherapie,
    - bei Stadium II, III, IV, Bulky Disease, aggressivem Non-Hodgkin-Lymphom,
  - Extended-Field-Radiatio: 35 – 40 Gy Gesamtdosis, mit Boost von zusätzlich 5 – 10 Gy,
  - Involved-Field-Radiatio: 45 – 50 Gy Gesamtdosis,
  - Total-nodal-Bestrahlung: bei follikulärem zentrozytisch-zentroblastischem Lymphom,
  - Ganzabdomenbestrahlung: 30 Gy Gesamtdosis (mit Nierenschonung) und Boost des Tumorbetts von 15 Gy bei Non-Hodgkin-Lymphom des Gastrointestinaltrakts oder des Abomens,
  - prophylaktische Ganzhirnbestrahlung: 2,0 Gy Einzeldosis ad 24 Gy Gesamtdosis, evtl. mit Methotrexat und Ara C bei lymphoblastischem Non-Hodgkin-Lymphom oder auch alleine Chemotherapie (ohne Radiotherapie) bei Befall von Orbita, Hoden, Gesichtsschädel, Knochenmark diskutieren,
- Chemotherapie:
  - indiziert bei:
    - aggressivem, nicht eindeutig indolentem Non-Hodgkin-Lymphom,
    - palliativ bei indolentem Non-Hodgkin-Lymphom,
    - Stadium III/IV,
    - aggressivem Non-Hodgkin-Lymphom-Stadium II,
    - fortschreitender Erkrankung,
    - Splenomegalie,
    - Bulky Disease,
    - Zytopenie,
  - Wirkstoffe/Protokolle:
    - Mono Chlorambucil (Leukeran),
    - bei aggressivem malignem Non-Hodgkin-Lymphom: CHOP (Zyklophosphamid + Doxorubizin + Vincristin + Prednison), COP (Zyklophosphamid + Vincristin + Prednison; effektiv, wenig toxisch), BACOP (Bleomyzin + Adriamyzin + Zyklophosphamid + Vincristin + Prednison), MACOP-B (Methotrexat + Zytarabin + Zyklophosphamid + Vincristin + Prednison + Bleomyzin),
- Immuntherapie: Rituximab (CD20-positive Zellen?).

MERKE

Bestrahlung des ZNS immer mit Einzeldosis 2,0 Gy ad 30 Gy (40 Gy) Gesamtdosis; Boost ad 50 Gy Gesamtdosis. Gegebenenfalls Neuroachsenbestrahlung bei ZNS-Befall.

Prognose. 5-Jahres-Überlebensrate:

- Stadium I, II: 90%,
- aggressiv: 70%.

Kutanes Non-Hodgkin-Lymphom

Häufigkeit.

- 65% T-Zell-Non-Hodgkin-Lymphom:
  - T-Helferzellen im Korium,
  - indolentes Non-Hodgkin-Lymphom mit niedrigem Malignitätsgrad,
  - häufig wie Morbus Hodgkin,
  - Männer 2-mal mehr betroffen als Frauen,
- 25% B-Zell-Non-Hodgkin-Lymphom: Knoten in der Haut.

Varianten.

- Mycosis fungoides: phasenhaft über Jahre wachsend,
- Sezary-Syndrom: leukämische Variante, mit Lymphknotenschwellung; atypische Sezary-Zellen im peripheren Blut.

Symptomatik.

- Mycosis fungoides: 3 Phasen:
  - erythematöse Frühphase (bis 10 Jahre): Differenzialdiagnose Psoriasis,
  - palpable Plaques (Schuppen), Tumor (mit Infektion, Pautrier-Mikroabszesse): Phase II und III,
  - periphere Lymphknotenschwellungen.

- Sezary-Syndrom: Erythrodermie mit starkem, quälendem Juckreiz (von Mycosis fungoides nur durch Abwesenheit von T-Zellen im Blut zu unterscheiden).

Klassifikation.

- WHO: Tab. 11.3,
- TNM:
  - T1: < 10% Körperoberfläche,
  - T2: > 10% Körperoberfläche,
  - T3: tumorös,
  - T4: Erythrodermie,
  - N1: klinisch abnorm, histologisch normal,
  - N2: klinisch normal, histologisch auffällig,
  - N3: abnorm, histologisch auffällig,
  - M1: viszerale Organe histologisch befallen,
  - B0 (peripheres Blut!): < 5%,
  - B1: > 5% atypische Zellen im peripheren Blut,
- Stadium:
  - IA: T1,
  - IB: T2,
  - IIA: T1–2 N1,
  - IIB: T3 N0–1,
  - III: T4 N0–1,
  - IVA: T1–4 N2–3,
  - IVB: T1–4 N0–3 M1.

Therapie. Wenig aggressive Krankheit, keine Heilung durch Systemtherapie, nur Kontrolle; Frühstadien: 40% durch Radiotherapie heilbar!

- Radiotherapie:
  - Ganzhaut-Elektronenradiotherapie:
    - 30–40 Gy Gesamtdosis über 6–10 Wochen (1 Gy/Tag),
    - 6 Felder,
    - täglich wechselnde Stellungen (Abb. 11.50 a),
    - im Stehen, im Liegen oder auf Drehteller,
    - mit Plexiglas von 1 cm dazwischen → Energie wird von 7 auf 5 MeV gesenkt,
    - Feldüberschneidungen (Abb. 11.50 b),
    - Strahlenschattenaufsättigungen (Handflächen, Fußsohlen, Achseln zusätzlich),
  - palliativ: lokale Radiotherapie von Tumoren; Elektronenenergie abhängig von Tumordicke; 2,0 Gy Einzeldosis ad 30–40 Gy Gesamtdosis,
- Chemotherapie:
  - PUVA (topisch Psoralen + UV-A-Bestrahlung in Dermatologie),
  - Heliotherapie (medizinisches „Sonnenbad"),
  - Kortison,
  - extrakutane Manifestation: + Chlorambucil (Leukeran), evtl. Methotrexat, Interferon, Retinoide (Neotigason).

Prognose.

- Erste 6–7 Lebensjahre: T-Zell-Lymphom günstiger als B-Zell-Lymphom; dann schlechter,
- 8–10 Jahre Dauer bis zur Diagnose (!), dann 50% 5-Jahres-Überlebensrate,
- 80% Befall außerhalb der Haut: Lymphknoten, Milz, Leber, Lunge, Knochenmark,
- 50% mit Lymphknotenbefall: < 2 Jahre Überleben,
- Organbefall: < 1 Jahr Überleben.

Tabelle 11.3 WHO-EORTC-Klassifikation kutaner Lymphome (nach: Dummer et al. 2005) [10].

Kutane T-Zell- und NK-Zell-Lymphome	Kutane B-Zell-Lymphome	Hämatologische Vorläuferneoplasien
▶ Mycosis fungoides ▶ Sezary-Syndrom ▶ „Adult T-Cell Leukämie/ Lymphom" ▶ primäre kutane CD30+ lymphoproliferative Erkrankung ▶ subkutanes pannikulitisähnliches T-Zell-Lymphom ▶ extranodales NK/T-Zell-Lymphom, nasaler Typ ▶ primäre kutane periphere T-Zell-Lymphome, nicht näher spezifiziert	▶ primäre kutane Marginalzonen-B-Zell-Lymphome ▶ primäre kutane Keimzentrumslymphome ▶ primäre kutane diffus-großzellige B-Zell-Lymphome (Leg Type) ▶ primäre kutane diffus-großzellige B-Zell-Lymphome	▶ CD4+/CD56+ hämatodermische Neoplasien (blastisches NK-Zell-Lymphom)

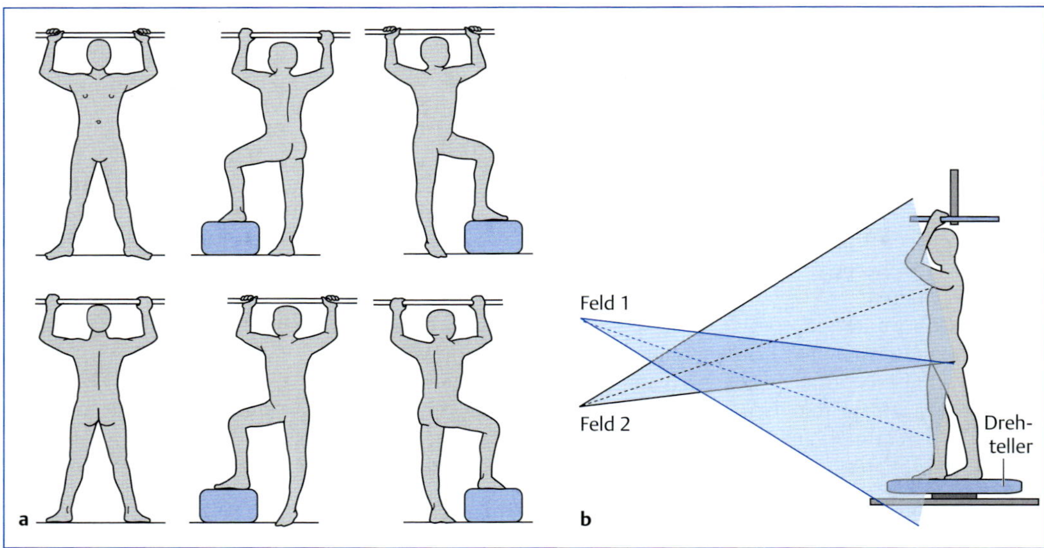

Abb. 11.50 Ganzhaut-Elektronenradiotherapie.
a Täglich wechselnde Stellungen.
b Feldüberschneidungen (Bestrahlung auf dem Drehteller).

MALT-Lymphom

Definition.

- Lymphom des mukosaassoziierten lymphatischen Gewebes,
- im Gastrointestinaltrakt besonders:
  - B-Zell-Lymphome: bevorzugt Magen,
  - T-Zell-Lymphome: Dünndarm,
- Lungen-MALT-Lymphom (sog. BALT-Lymphom).

Ätiologie. Im Magen: Helicobacter-pylori-Befall.

Ann-Arbor-Einteilung. Siehe Abschnitt „Morbus Hodgkin“ (S. 107) und **Abb. 11.48**.

Therapie.

- Helicobacter-pylori-Eradikation: mit Tripeltherapie (Amoxicillin oder Metronidazol + Clarithromyzin + Omeprazol [Protonenpumpenhemmer]); Heilung in 85% der Fälle,
- Radiotherapie (**Abb. 11.51**):
  - Stadium IE: bei unterbleibender Änderung oder kaum bzw. keiner Remission nach 6 Monaten Eradikation,
  - Stadium IIE: 36 Gy Gesamtdosis und Boost von 10 Gy,
- Chemotherapie: bei Stadium IIE (zum Down-Staging vor Radiotherapie),
- Operation:
  - bei Blutung,
  - Rettungschirurgie bei Nichtansprechen von Radio-/Chemotherapie,
- postoperative Radiotherapie nach R1/2,
- palliative Chemotherapie ± Radiotherapie bei Stadium III, IV.

Prognose. In > 90% der Fälle Heilung.

Plasmozytom/multiples Myelom

Definition.

- Plasmazellenüberproduktion,
- B-Zell-Reihe,
- multiples Myelom: M-Protein-Überproduktion (IgG [Immunglobulin G], IgA, IgD, IgE; **Abb. 11.52**) und Leichtkettenantikörper-Produktion = Bence-Jones-Eiweißkörper, Kryoglobuline (IgM) ausschüttend; schleichend = Smouldering multiples Myelom; unheilbar,
- monoklonale Gammopathie unbestimmter Bedeutung (gesunder Mensch mit überschießender Antikörperbildung ohne Krankheitssymptome),
- Kennzeichen eines Plasmazelltumors:
  - Plasmazellen im Knochenmark > 10% oder/und

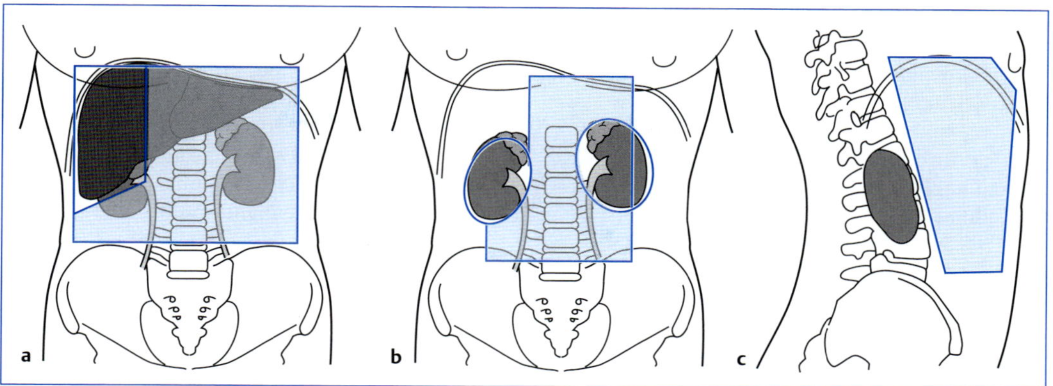

Abb. 11.51 Magenbestrahlung.

a Cave: Leberblock (Ansicht von a.-p.).
b Cave: Nierenblöcke (Ansicht von a.-p.).
c Korrespondierende Ansicht zu **b** von lateral.

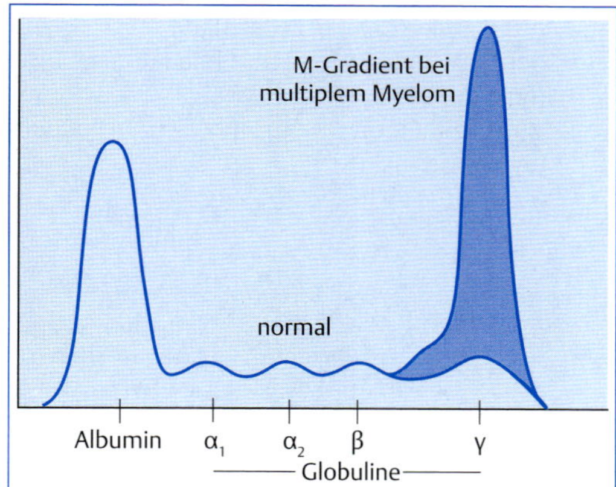

Abb. 11.52 M-Protein-Gradient bei Plasmozytom.
Der Titer an M-Protein ist exzessiv hoch; in der Serumproteinelektrophorese sehen der Peak von Albumin sowie der des M-Proteins aus wie ein geschriebenes „M“.

  - Plasmazellen verdrängen Knochenmark,
  - im peripheren Blutausstrich > 500 Plasmazellen/mm³,
  - Osteolysen, Osteoporose,
- Morbus Waldenström: alte Bezeichnung für gutartigen Plasmazelltumor,
  - lokale Radiotherapie wirkt heilend,
  - 30% leukämische Aussaat,
  - lymphoplasmozytisches Lymphom.

Ätiologie.

- Altersgipfel: 60. Lebensjahr,
- Virusgenese (?),
- genetisch (?),
- ionisierende Strahlen (?).

Symptomatik.

- Lymphknotenanschwellung,
- Schmerzen ossär,
- Polyneuropathie (Nervenkrankheit),
- Herzinsuffizienz,
- Nierenversagen,
- Anämie (Blutarmut),
- Osteolysen (s. oben),
- Hyperkalzämie (Kalzium im Blut überschießend).

Diagnostik.

- Lymphknotenexstirpation,
- Knochenmarkbiopsie,
- Labor:
  - Blutsenkungsgeschwindigkeit,
  - Elektrophorese.

CAVE

Das multiple Myelom bleibt im Röntgenbild (Plasmozytomstatus) und szintigrafisch oft stumm, daher besser Plasmozytom-CT!

Durie-and-Salmon-Einteilung.

- Stadium I:
  - Hämoglobin > 10%,
  - Kalzium im Serum normal,
  - maximal 1 Osteolyse,
  - geringe Eiweißproduktion,
- Stadium II: weder Stadium I noch Stadium III,
- Stadium III:
  - < 8,5 g-% Hämoglobin,
  - Serumkalzium > 12 g-%,
  - multiple (viele) Osteolysen,
  - Eiweißerhöhung,
- Subklassifikation: Nierenfunktion (Kreatininwert) < 2 oder > 2 mg-%.

Therapie.

- Operation:
  - bei solitärem Knochenbefund,
  - palliativ bei pathologischer Fraktur,
- Radiotherapie:
  - solitärer Befall:
    - 50 Gy Gesamtdosis + Boost 60 Gy Gesamtdosis,
    - zervikal mit Lymphabflusswegen: 40–50 Gy Gesamtdosis,
    - Stabilisierungsbestrahlung: 50 Gy Gesamtdosis,
  - palliativ:
    - 24–30 Gy Gesamtdosis mit 2–3 cm Sicherheitsabstand,
    - bei Rückenmarks-, Nervenkompression 50 Gy Gesamtdosis,
    - analgetische Radiotherapie: 15–25 Gy Gesamtdosis lokal,
    - Halbkörperradiotherapie: 6–8 Gy Gesamtdosis,
- Chemotherapie:
  - palliativ: ab Stadium II Melphalan (L-PAM, Alkeran), Zyklophosphamid + Prednison,
  - neuerdings: Contergan (Thalidomid) + Prednison (beim Rezidiv hocheffektiv),
  - Osteoklastenhemmung: Biphosphonate:
    - Pamidronat 90 mg alle 4 Wochen per Infusion,
    - Clodronat 600 mg/Tag per os.

Prognose.

- Stadium I: 5-Jahres-Überlebensrate 100%,
- Stadium III: 5-Jahres-Überlebensrate 25%,
- solitär: 120 Monate Überleben,
- ossär: 85 Monate Überleben.

Leukämien

Arten der Leukämie (**Abb. 11.53**).

- Akute lymphatische Leukämie,
- Akute myeloische Leukämie,
- chronisch-lymphatische Leukämie,
- chronisch-myeloische Leukämie,
- myelodysplastisches Syndrom.

MERKE

Akute Formen der Leukämie sind unreifzellig, chronische Formen reifzellig.

Häufigkeit, Altersgipfel.

- Akute lymphatische Leukämie: Altersgipfel 2.–6. Lebensjahr,
- akute myeloische Leukämie: Altersgipfel ab 70. Lebensjahr,
- chronisch-myeloische Leukämie:
  - Altersgipfel 25.–60. Lebensjahr,
  - bei 90% der Patienten: Philadelphia-Chromosom 22 → 9,
  - Abwesenheit dieses Chromosoms: besonders ungünstig,

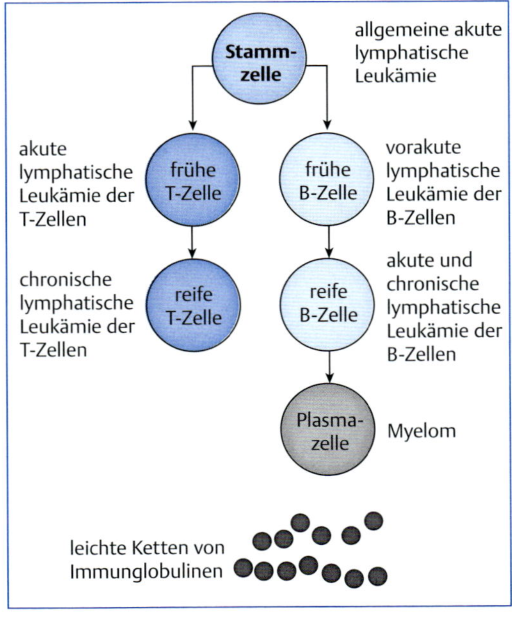

Abb. 11.53 Entwicklung der Leukämien aus ihren Vorläuferzellen (vgl. **Abb. 9.1**).

- chronisch-lymphatische Leukämie:
  - besonders alte Menschen,
  - oft unerkannt,
  - häufigste Leukämie,
  - eher chronisch-lymphatische Leukämie der B-Zellen,
  - familiär gehäuft,
  - Strahlungsunabhängigkeit.

Ätiologie.
- Chemische Toxine,
- Medikamente (Alkylanzien, Chloramphenicol, Phenylbutazon),
- ionisierende Strahlung (belegt bei chronisch-myeloischer Leukämie: Japan, nach Radiotherapie),
- Viren,
- angeborene Erkrankungen.

Symptomatik.
- Blutbildveränderungen,
- bei chronisch-myeloischer Leukämie: Hepato-, Splenomegalie (Leber-, Milzvergrößerung),
- Lymphknotenvergrößerung,
- bei chronisch-lymphatischer Leukämie: Befall besonders der Haut,
- Allgemeinzustand reduziert.

Diagnostik.
- Knochenmarkbiopsie,
- Chromosomenanalyse,
- Labor:
  - akute Formen:
    - > 25% pathologische Zellen im Knochenmark,
    - > 40% pathologische Zellen im peripheren Blut,
  - chronische Formen:
    - Linksverschiebung (Entwicklungsreihe zu unreifzelligen Formen verschoben),
    - chronisch-myeloische Leukämie: Konzentration von Vitamin B_{12} im Serum hoch.

Therapie. Akute Formen:
- Chemotherapie (!),
- Knochenmarktransplantation (!),
- Radiotherapie:
  - bei akuter lymphatischer und myeloischer Leukämie:
    - prophylaktische Schädelbestrahlung,
    - 2,0 Gy Einzeldosis ad 24 Gy Gesamtdosis rechts/links (seitlich opponierende Stehfelder),
    - Kind: 12 Gy Gesamtdosis (keine Radiotherapie bei Patienten < 1 Lebensjahr!),
    - Methotrexat intrathekal (in den Liquor appliziert),
  - Meningeosis leucaemica (leukämische Zellen im Liquor):
    - 24 Gy Gesamtdosis,
    - Kind > 1 Lebensjahr: 18 Gy Gesamtdosis,
    - Methotrexat intrathekal (per Punktion in den Liquorkanal),
  - Mediastinaltumor nach Induktionschemotherapie:
    - 24 Gy Gesamtdosis,
    - 36 Gy Gesamtdosis bei lymphoblastischem T-Zell-Non-Hodgkin-Lymphom,
  - Ganzkörperbestrahlung: 6 × 2,0 Gy Einzeldosis an 3 Tagen vor Knochenmarktransplantation,
  - zur Skelettanalgesie: 3,0 – 4,0 Gy Einzeldosis ad 15 – 20 Gy Gesamtdosis,
  - Im Rahmen der AML-BFM-Studie: prophylaktische zerebrale Radiotherapie:
    - 18 Gy Gesamtdosis,
    - Kind (1 – 2 Jahre): 15 Gy Gesamtdosis,
    - Kind < 1 Lebensjahr: keine Radiotherapie,
    - 18 Gy Gesamtdosis bei primärem ZNS-Befall,
    - extramedullär 18 – 24 Gy Gesamtdosis (nach Studienvorgaben!).

Chonische Formen:
- Chemotherapie (!),
- palliative Radiotherapie:
  - Splenomegalie:
    - schmerzhafte Milzvergrößerung (normal: „4711" = 4 cm × 7 cm × 11 cm Größe), dann palpabel (fühlbar), auch bei nicht kachektischen (= dürren) Menschen, also beleibteren Menschen,
    - bis Beckeneingang,
    - Mittellinienüberschreitung bis zur Leber,
    - sonografische Kontrolle zum Ausmessen,
    - bis 1,0 Gy Einzeldosis ad 6 – 10 Gy Gesamtdosis (0,5 Gy Einzeldosis ad 3 Gy Gesamtdosis),
  - tägliche Blutbildkontrollen,
  - Bestrahlung a.-p. (ventrales Stehfeld),
  - 6 MV nach Ultraschall/Palpation,
  - Haut, ossär, Lymphknoten: 20 – 30 Gy Gesamtdosis,

- Meningeosis leucaemica: 30 Gy Gesamtdosis,
- chronisch-myeloische Leukämie:
  - nur bei Beschwerden: Chlorambucil,
  - bei Splenomegalie: 1,0 – 2,0 Gy Einzeldosis ad 10 – 20 Gy Gesamtdosis,
  - Lymphknoten, Tonsille, mediastinal: 20 – 30 Gy Gesamtdosis,
- Ganzhirnbestrahlung inklusive C1/2 (1. und 2. Halswirbelkörper): Bestrahlungsfeld = „Pickel-Feld" (nach den damaligen Pickelhauben = Polizistenhelmen).

Prognose.
- Akute lymphatische Leukämie: 80% der Kinder und 40% der Erwachsenen geheilt,
- akute myeloische Leukämie: 30% geheilt,
- chronisch-lymphatische Leukämie: Überleben > 10 Jahre,
- chronisch-myeloische Leukämie: heute 5-Jahres-Überlebensrate > 80%, früher 40%.

Tumoren im Kindesalter

Häufigkeit.
- Umweltbedingte geografische Häufungen,
- häufigste Tumorerkrankung im Kindesalter: akute lymphatische Leukämie.

Ätiologie.
- Medikamente,
- Chemikalien,
- Strahlung,
- genetisch.

Diagnostik.
- Klinisch:
  - Hautveränderungen, -verfärbungen,
  - Leibesumfangsvergrößerung,
  - Unruhe, schlechtes Schlafen, häufiges Schreien,
  - Lymphknotenvergrößerungen,
  - Haarveränderungen, Behaarung.
- Ultraschall,
- MRT.

MERKE

Die Diagnostik von Tumorerkrankungen bei Kindern ist Sache des Kinderpathologen, denn bei ihnen ist die Differenzialdiagnose sehr schwierig.

Stadien.
- Stadium I: resektabel,
- Stadium II: R1, Lymphknotenbefall,
- Stadium III: R2,
- Stadium IV: Fernmetastasen.

Therapie.
- Operation: kurativ,
- Radiotherapie:
  - Cave: Spätfolgen (!),
  - Ausnahme: Neuroblastom, Ewing-Sarkom, Rhabdomyosarkom, Retinoblastom, Lymphome, Hirntumoren,
- Chemotherapie: aggressiver als bei Erwachsenen möglich, mit höheren Remissionsraten.

Hirntumoren im Kindesalter (Tab. 11.4)

Medulloblastom

Altersgipfel. Etwa 80% der Medulloblastome treten vor dem 15. Lebensjahr in Erscheinung.

Symptomatik. Wegen der Lokalisation im 4. Ventrikel oder in der Kleinhirnhemisphäre bzw. im Kleinhirnhemisphärenwurm (Abb. 11.54):
- Schwindel,
- Gangunsicherheit,
- Emesis (Erbrechen),
- Abduzenzlähmung,
- Einklemmungserscheinungen im Kleinhirn.

Ausbreitung.
- Bis 30% im spinalen Liquorraum,
- 5 – 30% Fernmetastasen (Lymphknoten, ossär, pulmonal).

Diagnostik.
- MRT,
- Liquorzytologie.

Tumorklassifikation nach Chang.
- T1: bis 3 cm,
- T2: > 3 cm,
- T3a: > 3 cm mit Infiltration von 2 benachbarten Strukturen,
- T3b: im 4. Ventrikelboden oder im Hirnstamm,
- T4: im Äquadukt bzw. im 3. Ventrikel, im Halsmark,
- M1: mikroskopisch (Tumorzellen im Liquor),
- M2: makroskopisch,
- M3: spinale Metastasen,
- M4: Metastasen außerhalb des ZNS.

Tabelle 11.4 Studien zu multimodalen Therapiekonzepten für Hirntumoren bei Kindern und Jugendlichen (nach: Rutkowski et al. 2008) [28].

Histologie	Betroffene Kinder pro Jahr	Anteil der an einem Hirntumor erkrankten Kinder/Jugendlichen (%)	Aktuelle Therapiestudie
Medulloblastome/stPNET	85	22	HIT 2000
Ependymome	35	9	HIT 2000
Gliome niedriger Malignität	150	39	SIOP-LGG-2004
maligne Gliome	60	16	HIT-GBM
Keimzelltumoren	25	7	SIOP-GCT-CNS-96
Kraniopharyngeome	20	5	Kraniopharyngeom 2000
Plexustumoren	< 10	2	SIOP-CPT-2000
rezidivierte PNET/Ependymome	30–40	–	HIT-REZ 2004

PNET = primitiv-neuroektodermaler Tumor
stPNET = supratentorieller primitiv-neuroektodermaler Tumor

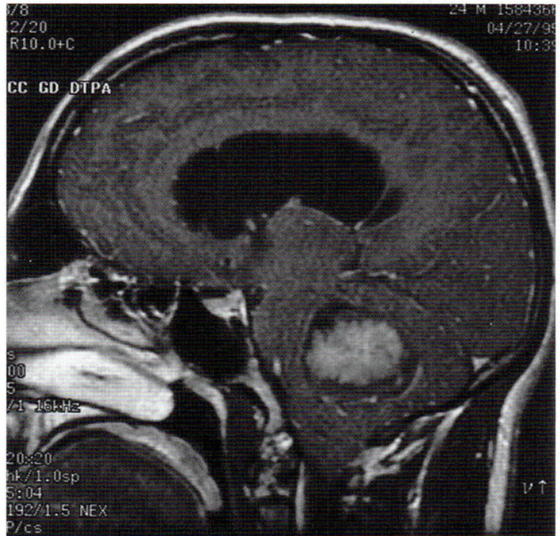

Abb. 11.54 Medulloblastom. Primitiver neuroektodermaler Tumor des Kleinhirns (Quelle: Burgener et al. 2005) [9]. Kräftige heterogene Kontrastmittelanreicherung der Läsion in der sagittalen T1w Aufnahme.

Therapie.

- Operation,
- Radiotherapie:
  - Neuroachse 35 Gy (+ Lamina cribrosa, bis S2/S3; hier 1,2 – 2 cm breiter als zervikal), Boost hintere Schädelgrube: 55 Gy mit Einzeldosis 1,6 – 1,8 Gy, 5 × pro Woche,
  - in Bauchlage: Rotation zu den Schädelfeldern um 5 – 7 °, tägliche Verschiebung C2 – C3 und C4 – C5; Multileaf-Kollimatoren im Gesichtsschädelbereich,
  - besser (leichter, angenehmer): an der Tomotherapie: Rückenlage, Maske, Beckenmaske,
- Chemotherapie: Vincristin, Methotrexat, CCNU, Cisplatin, Ifosfamid.

TIPP

Die Radiotherapie geht mit einigen Nebenwirkungen einher, die das Blutbild sowie Hypothalamus und Wirbelsäule beeinflussen und eine Leukenzephalopathie sowie Wachstumsschäden zur Folge haben können. Bei Patienten < 3 Jahre sollte deshalb besser eine Chemotherapie bevorzugt werden.

Prognose.

- 2-Jahres-Überlebensrate: 60 – 70 %,
- 5-Jahres-Überlebensrate: 40 – 60 %,
- 10-Jahres-Überlebensrate: 30 – 40 %.

Astrozytome WHO-Grad I und II

Niedriggradige Astrozytome (Abb. 11.55) sind die häufigsten Hirntumoren im Kindesalter. Sie wachsen langsam, aber lokal invasiv und betreffen häufig den N. opticus.

Therapie.
- Operation:
  - N. opticus allenfalls biopsieren,
  - „watch and wait" (regelmäßige Kontrollen und beobachten),
- Radiotherapie:
  - ggf. alleinig ohne Operation,
  - nach dem 5. Lebensjahr 54 Gy, 5 × 1,6 – 1,8 Gy.

Prognose.
- 5 Jahre rezidivfrei: 70 % der Patienten,
- Dauerheilungen.

Ependymom Grad I – III

Epidemiologie, Lokalisation.
- 30 % der Hirntumoren im Kindesalter,
- selten,
- ⅔ mit infratentoriellem Sitz infratentoriell (Kleinhirnbrückenwinkel, Hirnstamm),
- 25 % anaplastisch (Grad III),
- 2 – 30 % mit Liquormetastasierung,
- Lokalrezidive: in HIT-Studien geführt.

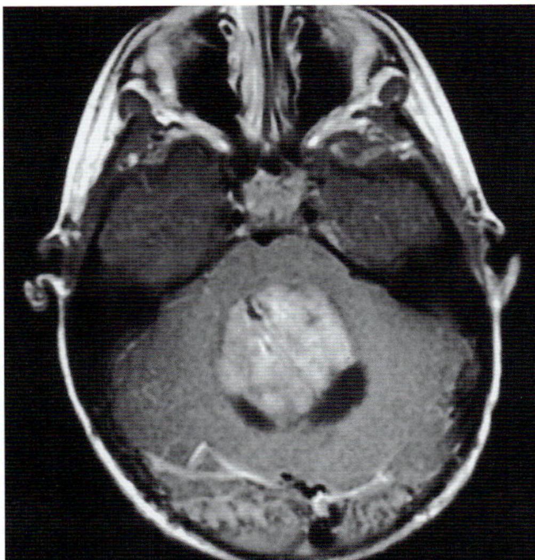

Abb. 11.55 Low-Grade-Astrozytom. Kräftige heterogene Kontrastmittelanreicherung der soliden Tumoranteile im T1w Bild (Quelle: Burgener et al. 2005) [9].

Therapie.
- Operation,
- Chemotherapie,
- Radiotherapie:
  - Grad I: lokal,
  - Grad II – III: hintere Schädelgrube,
  - Liquor enthält Tumorzellen: Neuroachsenradiotherapie,
  - < 4 Jahre: 54 Gy,
  - > 4 Jahre: 68 Gy,
  - Boost: 72 Gy.

Prognose.
- Grad I: 5-Jahresüberlebensrate bei Radiotherapie 70 %,
- Grad II, III: 5-Jahresüberlebensrate bei Radiotherapie 30 %.

Keimzelltumoren (Abb. 11.56)

Lokalisation.
- Häufig Ovarien,
- Geschlechtsregion bei Kindern (Tumormarker AFP [α-Fetoprotein] und HCG [humanes Choriongonadotropin] im Blut nachweisbar),
- lokal, zum Teil seit der Geburt existent,
- zu 60 % im Liquor Tumorzellen, nur zu 20 % Metastasen im kraniospinalen Liquorraum.

Histologie.
- Germinom,
- embryonales Karzinom,
- Dottersacktumor,
- Choriontumor,
- Mischtumor,
- Teratom (reif-benigne, unreif-maligne).

Ein Teratom kann alle Arten von Zellen differenzieren und liegt oft gekapselt vor. Als Inhalt finden sich z. B. Haare, Zähne, Knochen, Knorpel usw.

Therapie.
- Operation,
- Radiotherapie:
  - Germinome: 24 Gy kraniospinal, 16 Gy Boost → 90 – 100 % komplette Remission,
  - nicht germinomatös: lokal 54 Gy, kraniospinal 30 Gy, Boost + 24 Gy + Chemotherapie (PEI-Protokoll: Cisplatin, Etoposid [VP-16], Ifosfamid).

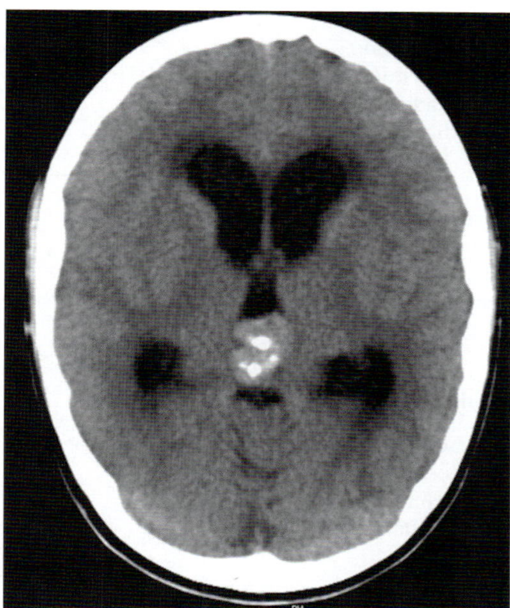

Abb. 11.56 Germinom. CT axial: Hyperdenser Tumor in der Pinealisloge mit zentralen Verkalkungen (Quelle: Forsting u. Jansen 2005) [15].

Prognose.
- Nicht germinomatös: komplette Resektion wichtig; Langzeitüberleben: 65% der Patienten,
- Germinom: Langzeitüberleben: 95% der Patienten.

Hypophysenadenom

Symptomatik.
- Früher primär Sehstörungen (da Diagnostik nicht so gut und Adenom erst spät erkannt), heute eher hormonelle Probleme,
- 10 – 20% bei Autopsie okkulte Adenome,
- Lokalisation im Vorderlappen.

Diagnostik.
- Hormonbildungen:
  - STH (somatotropes Hormon; Wachstumshormon) → Akromegalie bei 16 – 25% der Betroffenen,
  - ACTH (adrenocorticotropes Hormon; nebennierenstimulierendes Hormon) → Cushing-Syndrom bei 15 – 20% der Patienten,
  - Prolaktinom 28 – 30%,
  - TSH (thyreotropes Hormon),
  - STH + Prolaktinom 2 – 5%,
- unklassifizierbar,
- Hormoninaktive: spät wegen Verdrängungserscheinungen: Giant Adenomas = Makroadenome,
- nur MRT.

Therapie.
- Operation,
- Radiotherapie:
  - bei: inoperabel, hormoninaktiv, postoperativ (Rezidiv, R1),
  - Hormonreduktion erst nach 6 Monaten: 1,8 Gy ad 45 – 50, 4 Gy,
  - Giant Adenoma: 56 Gy,
- Radiochirurgie:
  - 1 × 12 Gy bei hormoninaktivem Adenom,
  - 1 × 18 Gy bei hormonaktivem Adenom,
- Hormontherapie: Dopaminantagonisten (Bromocriptin, Lisurid, Pergolid bei ACTH, Prolaktin) alternativ zu Radiotherapie bzw. Operation.

MERKE

Wenn Kontraindikationen bezüglich einer Hormontherapie vorliegen (schlechte Verträglichkeit, Ineffektivität, suprasellärer Sitz, geplante Schwangerschaft), dann sind Radiotherapie und Operation die Therapieoptionen der ersten Wahl.

Andere Tumoren im Kindesalter

Neuroblastom

Altersgipfel. Meist bis zum 8. Lebensjahr.

Lokalisation. Neuralleistenableitung (**Abb. 11.57**): Paraganglien, Nebennierenmark.

Symptomatik.
- Klinisch:
  - Schmerzen,
  - Leibesumfangsvermehrung,
  - oft Fernmetastasen,
- Labor:
  - oft Katecholaminmetabolite im Serum und im Urin,
  - Verkalkungen in 80% der Fälle,
  - MIBG-Anreicherungen,
  - Knochenmarkbefall.

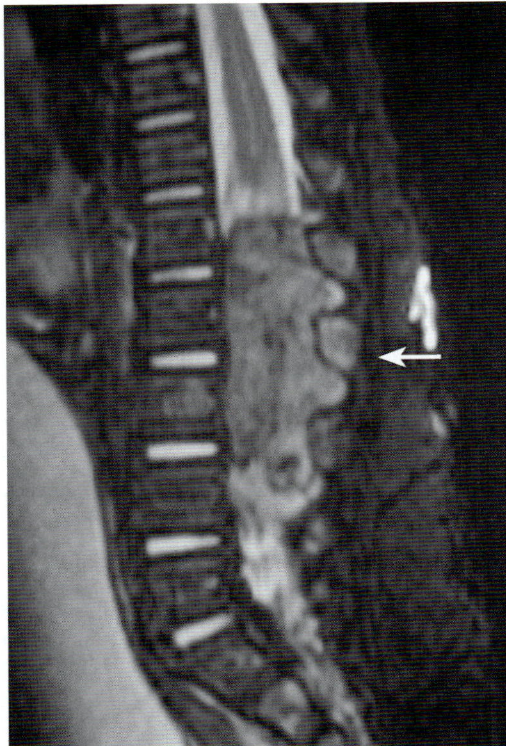

Abb. 11.57 Paraspinales Neuroblastom rechts im MRT. Der Patient ist ein 10 Monate alter Junge. Das Neuroblastom erstreckt sich bis in den Spinalkanal und verursacht dort eine Kompression (Quelle: Meyers 2007) [22].

Therapie (stadienabhängig).

- Stadium I: Beobachtung,
- Stadium II:
  - Operation mit Ziel R0,
  - R1: 12 – 40 Gy Gesamtdosis (> 3 Jahre; 1,6 – 2 Gy Einzeldosis ad 36 – 40 Gy Gesamtdosis in > 3 Jahren),
  - präoperativer Primärtumor mit 1 – 2 cm Sicherheitssaum,
  - Radio-/Chemotherapie (Beobachtungspatienten),
- Stadium III:
  - Operation,
  - 4 × Chemotherapie,
  - bei Rest: 2. Operation oder Bestrahlung mit 30 Gy Gesamtdosis (Standardrisikopatienten),
- Stadium IV:
  - Operation,
  - Zweitoperation,
  - Radiatio bei Resttumor,
  - 6 × Chemotherapie,
  - Erhaltungschemotherapie (Hochrisikopatienten),
  - palliativ: 10 – 20 Gy Gesamtdosis der Bestrahlung (lokal).

Prognose. Stadium I – III: 12-Jahres-Überlebensrate 81 %.

Nephroblastom/Wilms-Tumor

Altersgipfel, Ätiologie, Lokalisation.

- Altersgipfel: meist 1. – 5. Lebensjahr,
- hereditär,
- meist beidseits.

Symptomatik.

- Bauchschmerz,
- Hypertonie (Bluthochdruck),
- Fieber bei Harnwegsinfektionen,
- Übelkeit, Emesis (Erbrechen),
- oft Lungenmetastasen (Dyspnoe [Atemnot], Tachypnoe [hohe Atemfrequenz]) → Skelettszintigrafie (auch bei klarzelligem Karzinom).

Diagnostik.

- Statuserhebung (Ausdehnung, Histologie) primärchirurgisch,
- MRT (CT),
- Skelettszintigrafie (Lungenmetastasen).

Therapie.

- Stadium I – II:
  - Operation: Tumornephrektomie, dann
  - Chemotherapie: Vincristin + Actinomyzin D + Doxorubicin (ggf.) oder Cisplatin + Etoposid,
- größerer Tumor oder Stadium IV: präoperative Chemotherapie (um R0 möglich zu machen und auch zur Prophylaxe der operativ gefürchteten Tumorruptur),
- ab Stadium II: Radiotherapie bei Lymphknotenbefall, Stadium III, IV, hochmaligne, R2: 15 – 30 Gy Gesamtdosis, da hoch strahlensensibel!

Prognose. Heilung in > 80 % der Fälle.

Rhabdomyosarkom

Häufigkeit, Tumoreigenschaften.

- Häufigster Weichteiltumor,
- entsteht aus Mesenchym,
- kann quergestreifte Muskulatur differenzieren,
- Altersgipfel 2.–6. Lebensjahr: vor allem HNO-Bereich, Prostata, Blase, Vagina befallen,
- 2. Altersgipfel 15.–19. Lebensjahr: Befall der Hoden; bildet häufig Lymphknotenmetastasen (bei 40% der Patienten),
- liegt meist im Stadium III vor.

CAVE

Wegen der frühen Metastasenbildung Einsatz der Chemotherapie!

Histologie.

- Embryonal (Abb. 11.58):
  - günstig,
  - Tumorsitz im HNO-Bereich → Liquorzytologie wegen Meningenstreuung durchführen,
- alveolär:
  - ungünstig,
  - Extremitätenbefall,
- pleomorph,
- undifferenziert.

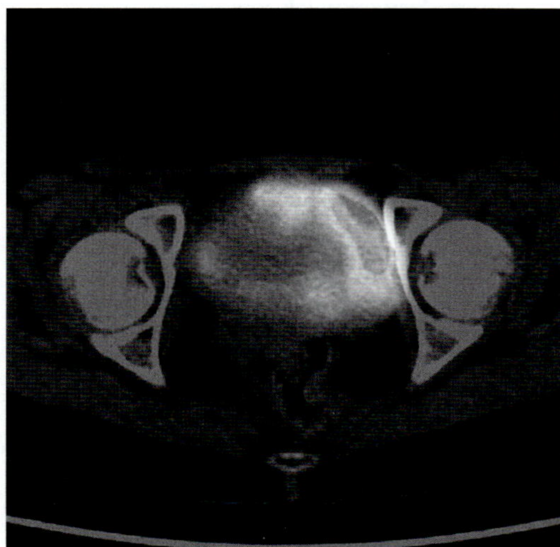

Abb. 11.58 Rhabdomyosarkom. 11-jähriges Mädchen mit einem embryonalen Rhabdomyosarkom der Harnblase. FDG-PET-CT. Transversalschnitt durch das Becken (Quelle: Schober u. Heindel 2007) [33].

Therapie.

- Stadium I:
  - Operation mit R0 als angestrebtem Ziel,
  - Chemotherapie mit VAIA oder Cisplatin + VP16,
  - ungünstig (histologisch oder R0 nicht möglich): + Radiotherapie mit 32–44,8 Gy (hyperfraktioniert 1,6 Gy 2 × täglich),
- Stadium II–III:
  - Chemotherapie mit VACA 2–3 × oder VAIA,
  - Biopsie,
  - hyperfraktioniert 32 Gy Gesamtdosis nach kompletter Remission und 45–51,2 Gy Gesamtdosis nach inkompletter Remission,
  - sequenziell oder simultan zusätzlich dazu: 2–3 × VACA oder VAIA.

MERKE

Radiotherapie beim Rhabdomyosarkom:

- mit 2–3 cm Sicherheitsabstand,
- Befall des HNO-Bereichs: + Bestrahlung der Meningen (Streuung),
- Befall der Extremität: Bestrahlung des gesamten Kompartiments (Wachstum, Ausbreitung).

Prognose.

- Stadium I: 5 Jahre Symptomfreiheit bei 95% der Patienten laut CWS-Arbeitsgruppe,
- Stadium III: 5 Jahre Symptomfreiheit bei 65%,
- Stadium IV: 5 Jahre Symptomfreiheit bei 17%.

Ewing-Sarkom

Altersgipfel, Tumoreigenschaften.

- Altersgipfel: 11.–15. Lebensjahr,
- neuroektodermaler Tumor mit Ausgang vom Mesenchym,
- Abgrenzung zu primitiven neuroektodermalen Tumoren unscharf (da neuronspezifische Enolase in Tumorzellen als Hinweis auf z.B. neuronale Differenzierungen),
- extraossär in Weichteilgewebe nahe des Knochens gelegen,
- familiär, genetisch,
- früh hämatogen Metastasenbildung, zu 80% in Lunge, Knochen.

Symptomatik.

- Schmerzen ossär,
- Rötung, Wärme (Differenzialdiagnose Osteomyelitis: wird oft verkannt; Antibiotikatherapie bis zur Diagnosestellung),
- Diaphyse von Femur, Humerus besonders betroffen,
- ⅓ der Patienten werden per Fernmetastasen auffällig.

Therapie.

- Chemotherapie:
  - Polychemotherapie (VAIA, VACA) mit lokaler Operation und Radiotherapie (55 – 65 Gy Gesamtdosis) → weniger Fernmetastasen als bei alleiniger Operation; bei alleiniger Radiotherapie mehr Lokalrezidive,
  - Tumoren < 100 ml: gutes Ansprechen, > 100 ml: schlechtes Ansprechen: EVAIA,
- Radiotherapie:
  - definitiv nach neoadjuvanter Chemotherapie bei Inoperabilität oder Ablehnung der Operation,
  - präoperativ bei unzureichendem Ansprechen auf Chemotherapie,
  - postoperativ:
    - adjuvant nach R0/R1,
    - additiv nach R1/R2,
  - Ganzlungenradiotherapie bei pulmonalen Metastasen nach Induktionschemotherapie: 1,5 Gy Einzeldosis ad 15 – 18 Gy Gesamtdosis,
  - Zielvolumen:
    - Tumor + 5 cm Sicherheitsabstand longitudinal und 2 cm Sicherheitsabstand lateral,
    - 45 – 50 Gy Gesamtdosis nach Chemotherapie bzw. Operation,
    - sonst 55 – 65 Gy Gesamtdosis bei alleiniger Radiotherapie,
    - bei älteren Patienten 65 Gy Gesamtdosis,
    - konventionell oder hyperfraktioniert: 2 × 1,6 Gy Einzeldosis.

Prognose. 5-Jahres-Überlebensrate: 55 – 60%.

Histiozytosis X/Langerhans-Zell-Histiozytose

Synonyme.

- Eosinophiles Granulom (lokalisiert, gutartig),
- Granulomatose Hans-Schüller-Christian (multifokal),
- Abt-Letterer-Siwe-Syndrom (bösartig, disseminiert),
- Hashimoto-Pritzker-Syndrom.

Altersgipfel, Tumoreigenschaften.

- 75% der Fälle in den ersten 10 Lebensjahren,
- nicht maligne,
- Einfachsystembefall: Haut, Knochen (Schädel), Lymphknoten,
- Mehrfachsystembefall: multiple Organe,
- Auftreten:
  - akut,
  - subakut,
  - chronisch,
- Spontanheilung möglich.

Diagnostik.

- Biopsie,
- Skelettröntgen.

Therapie.

- Operation,
- Radiotherapie: besonders ossär 1,5 – 2,0 Gy Einzeldosis ad 6 – 10 Gy Gesamtdosis,
- topisch: Kortikoidinjektion intraossär, PUVA für die Haut,
- Chemotherapie:
  - nur bei systemischem Befall,
  - Prednisolon, Vinblastin, Etoposid, Methotrexat,
  - allgemein: zurückhaltender Einsatz (!),
  - alle über Protokolle der Histiocyte Society erfasst!

Prognose.

- Disseminierte Langerhans-Zell-Histiozytose: Alter < 2 und > 60 Lebensjahre ist prognostisch ungünstig,
- Multiorganbefall: > 50% der Fälle letal,
- chronisch-rezidivierend: Residuen (Höreinschränkungen, Behinderungen, Diabetes insipidus, neurologisch diverse Defekte).

12 Palliative Radiotherapie

Wie in Notfallsituationen vorzugehen ist, wird anhand folgender Faktoren entschieden:

- Prognose,
- Allgemeinzustand,
- Optionen,
- Benefit für den Patienten.

Folgen der Radiatio

Strahlenpneumonitis/ akute Stahlenpneumopathie

CAVE

Die Strahlenpneumonitis ist keine Indikation für die Radiotherapie, sondern verursacht durch die Radiotherapie!

Häufigkeit, Ätiologie.

- Selten,
- 2 – 3 Wochen nach Ende der Radiotherapie,
- besonders nach lungentoxischer (schädigender) Chemotherapie.

Symptomatik.

- Reizhusten,
- Fieber,
- Dyspnoe.

Diagnostik.

- Röntgenthorax,
- besser: Lungenfenster im CT-Thorax.

Therapie.

- Kortikoide: 60 – 100 mg Prednison pro Tag per os/oral für 10 Tage, dann ausschleichen,
- Antibiotika gegen bakterielle Superinfektion.

Prognose.

- Vollständige Rückbildung bei Diagnosestellung und Therapie,
- letal bei großvolumiger Pneumopathie und Übergang in eine Fibrose nach 4 – 6 Wochen.

Folgen der Metastasierung

V.-cava-superior-Syndrom/ Obere Einflussstauung

Ätiologie.

- Bronchialkarzinom,
- Non-Hodgkin-Lymphom,
- Thymom,
- Metastasen,
- Keimzelltumoren.

Symptomatik.

- Plethora (Ödem, Zyanose des Gesichts und des Halses),
- Dyspnoe.

Therapie.

- Radiotherapie: 3 – 4 × 3,0 – 4,0 Gy Einzeldosis (evtl. am CT ausgemessen und 10 cm × 10 cm Stehfeld a.-p.), dann 2 Gy Einzeldosis ad 40 – 70 Gy Gesamtdosis → 90 % Besserung,
- Chemotherapie: bei Non-Hodgkin-Lymphom, kleinzelligem Bronchialkarzinom (äquivalent wirksam wie Radiotherapie),
- Stent: 90 % Besserung (!),
- symptomatisch supportiv:
  - Antikoagulanzien (gegen Thrombose, Embolien),
  - Diuretika (Entwässerung),
  - Glukokortikoide (100 mg Prednison oder 3 × 8 mg Dexamethason zum Abschwellen),
  - erhöhter Oberkörper (bei Dyspnoe, Atembeschwerden),
  - O_2 (bei verschlechterter Lungendurchblutung und Sauerstoffsättigungsmöglichkeit).

Hirndrucksteigerung

Ätiologie.

- Hirnmetastasen,
- Meningeosis leucaemica (leukämische Aussaat in Liquor bzw. Meningealareale),
- Hirntumoren.

Symptomatik.

- Somnolenz,
- Emesis,
- Nackensteifigkeit,
- Bradykardie (Druckpuls).

Therapie.

- Medikamentös:
  - Kortikoide (zum Abschwellen; hirngängiges, die Blut-Hirn-Schranke überwindendes Kortison): Dexamethason 40 – 100 mg/Tag i. v. (intravenös),
  - Lasix/Furosemid 40 – 80 mg/Tag i. v. (zur Entwässerung),
  - Mannitolinfusionen 20%ig 1 – 2 ml/kg Körpergewicht 3 × pro Tag (Kontraindikationen: Nieren-, Herzinsuffizienz),
- Neurochirurgie: Tumorresektion, Ventrikeldrainage,
- Radiotherapie: s. Abschnitt „Radiotherapie bei zerebralen Metastasen" (S. 126).

Rückenmarkskompression

Ätiologie.

- Wirbelkörpermetastasen,
- Wirbelkörperinvasion.

Symptomatik.

- Schmerzen,
- motorische Muskelschwäche,
- abgeschwächte Reflexe,
- dann Sensibilitätsausfälle,
- Sphinkterfunktionsausfälle (Blase, Rektum bei lumbosakraler Lokalisation).

Therapie.

- Neurochirurgie:
  - Laminektomie (Entfernung der Laminae und des dazwischen liegenden Dornfortsatzes) und postoperative Radiotherapie; Kontraindikationen:
    - kompletter Querschnitt > 12 h,
    - Inkontinenz > 24 h,
    - massive Sensibilitätsausfälle,
    - Stabilitätsgefährdung durch Laminektomie,
    - Metastasen überall,
  - Kyphoplastie (Einbringen von Knochenzement in porösen Knochen mit hohem Druck zur Stabilisierung, auch bei Osteoporose; **Abb. 12.1**),
- Radiotherapie (**Abb. 12.2**):
  - mit antiödematöser (Kortison-)Therapie, wenn kein Querschnitt (!),
  - Zielvolumen: der vom Tumor befallene Wirbelkörper + 1 Wirbelkörper oben und unten dazu (mit Sicherheitssaum) + Wirbelbogen nach lateral (mit Sicherheitssaum), meist ca. 8 cm Breite; falls vorhanden: Narbe eingeschlossen? (Tumorzellverschleppungstheorie),
  - epidural, intraspinal: Wirbelkanalradiotherapie,
  - 3,0 – 4,0 Gy Einzeldosis ad 12 Gy Gesamtdosis (Schmerzlinderung, schnell); andere Länder: 1 × 7 oder 8 Gy Einzeldosis (kostengünstig),
  - bei sonst guter Prognose: 2,0 Gy Einzeldosis ad 40 Gy Gesamtdosis,
  - bei schlechter Prognose: 10 × 3,0 Gy Einzeldosis,
- Chemotherapie: nur bei hochsensiblem Tumor im Kindesalter.

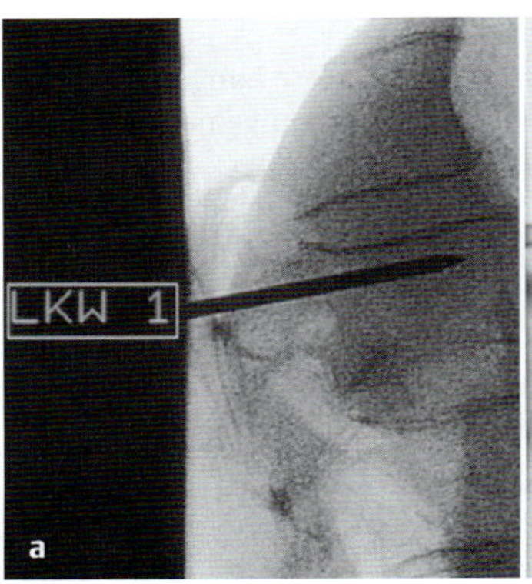

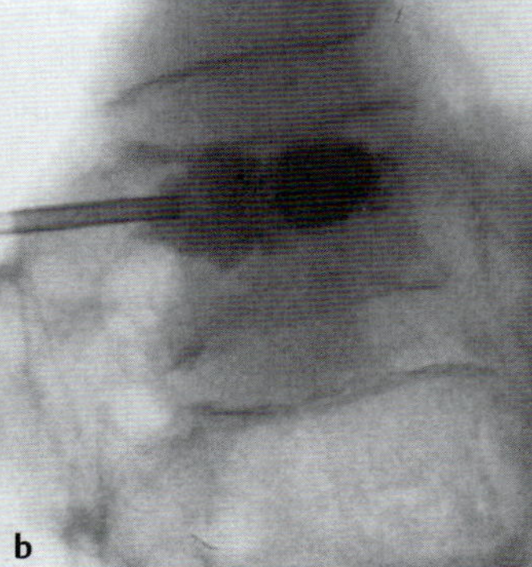

Abb. 12.1 Vertebroplastie einer Lendenwirbelkörperfraktur (Quelle: Bohndorf et al. 2006) [6].
a Vor der Injektion des Knochenzements.
b Nach der Injektion.

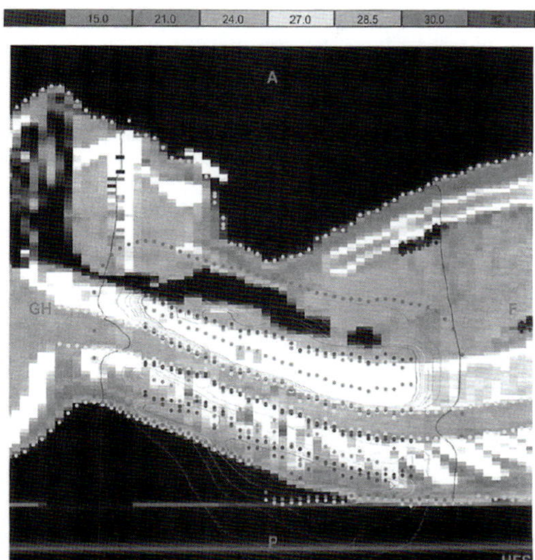

Abb. 12.2 Wirbelsäulenbestrahlung (IMRT, IGRT an der Tomotherapie).

Hyperkalzämie

Ätiologie.

- Metastasenfolge (freies Kalzium im Serum),
- bei Skelettmetastasen, ohne Korrelation zum Ausmaß der Metastasierung (!),
- Tumorzellenzytokine bewirken Nierenkalziumrückresorption und Osteoklastenaktivierung,
- tumorbedingte Hyperkalzämie oft von Hypalbuminämie (wenig Eiweiße im Blut) begleitet.

TIPP

Da das Serumkalzium größtenteils eiweißgebunden vorliegt, wird die Schwere einer Hyperkalzämie evtl. unterschätzt. Deshalb besser ionisiertes Kalzium messen oder Eiweiß bzw. Albumin berücksichtigen.

Symptomatik.

- Polyurie (viel Wasser lassen),
- Polydipsie (Trinkbedürfnis),
- Gastrointestinaltrakt: Emesis, Obstipation, Ulzera, Pankreatitis,
- kardial: Herzrhythmusstörungen,
- neurologisch:
  - Muskelschwäche,
  - Müdigkeit,
  - Verwirrtheit,
  - Depression,
  - Aggressivität,
  - Koma.

Therapie.

- NaCl (Kochsalz),
- Diuretika,
- Biphosphonate,
- Mithramyzin (hemmt die Kalziumresorption aus dem Knochen),
- Glukokortikoide (hemmen die Kalziumresorption aus dem Darm),
- Kaliumsubstitution,
- Diät.

Metastasen

Orbitametastasen

Lokalisation.

- Netzhaut,
- Aderhaut,
- Retina (ungünstig, fortgeschritten).

Symptomatik.

- Visuseinschränkung,
- Ptosis (hängendes Augenlid),
- Exophthalmus (hervortretender Augapfel),
- Doppelbilder,
- Lidödem,
- Schmerz.

Therapie. Radiotherapie:

- 5 × 2,0 Gy Einzeldosis ad 30 – 45 Gy Gesamtdosis,
- Linsenschonung (!),
- 3D-Planung, CT-Feldkontrolle zur Planung (meist seitlich unterkippte Stehfelder; dann trotz Strahlendivergenz geschonte Linse der Gegenseite),
- sonst 85 bzw. 275 ° Gantry und (4 cm × 4 cm bis) 6 cm × 6 cm, auf den Rand des Augenwinkels eingestellt.

CAVE

Eine Chemotherapie wirkt bei Orbitametastasen zu langsam!

Hirnmetastasen

Symptomatik.
- Neurologische Ausfälle (Motorik, Sensibilität),
- Schwindel, Gangunsicherheit,
- Aphasie,
- Hirndruckzeichen,
- Wesensveränderungen,
- Krampfanfall.

Diagnostik.
- Liquoranalyse (Tumorzellen) bei Verdacht auf Meningeosis carcinomatosa,
- zur Feststellung des Hirndrucks Augenhintergrund betrachten,
- zur Therapieentscheidung: Lokalisation, Anzahl, Histologie und Allgemeinzustand bestimmen → RPA (Prognostic Partitioning Analysis) 1, 2 oder 3 (Aspekte wie Karnofsky [s. Kapitel „Verschiedenes“, S. 139], Alter, Tumor, Metastasen).

Therapie.
- Operation:
  - bei solitärer, großer Metastase,
  - zur Diagnosesicherung,
  - Shunt bei Abflussstörungen,
  - Resttumor nach Radiotherapie,
- zusätzlich Radiotherapie:
  - Ganzhirn (+ Schädelbasis, retrobulbär),
  - Feld bei 270 ° Gantry und 20 cm × 15 cm, Kollimatoren ca. 20 °, parallel zur Schädelbasis meist passend, klinische Kontrolle: Auge außerhalb des Bestrahlungsfelds?),
  - 2,0 Gy Einzeldosis ad 40 Gy Gesamtdosis,
  - RPA 1: Boost ad 60 Gy Gesamtdosis,
  - RPA 2, 3: 3,0 Gy Einzeldosis ad 30 Gy Gesamtdosis,
- Radiochirurgie/Stereotaxie:
  - bis zu 3 Metastasen: einzeitig ad 20 Gy Einzeldosis = Gesamtdosis,
  - Linac (Linearbeschleuniger)
  - Gammaknife,
  - Stereotaxiering blutig (am Kopf in der Kopfhaut fixiert) oder unblutig,
- Chemotherapie.

Prognose. 1-Jahres-Überlebensrate: 30%.

Skelettmetastasen

Typen.
- Osteolytisch (Lyse): pathologische Fraktur,
- osteoblastisch (verdichtend): Prostatakarzinom, Rheniumtherapie?

Symptomatik.
- Schmerzen,
- Frakturgefahr.

Therapie.
- Operation: bei pathologischer Fraktur zur Stabilisierung,
- Radiotherapie:
  - zur Schmerzlinderung/Analgesie:
    - 1 × 8 Gy Einzeldosis = Gesamtdosis,
    - 3,0 Gy Einzeldosis ad 30 Gy Gesamtdosis,
    - 2 – 3 × 4,0 Gy Einzeldosis,
  - Stabilisierung, auch postoperativ: 3,0 Gy Einzeldosis ad 30 Gy Gesamtdosis,
  - gute Prognose: 2,0 Gy Einzeldosis ad 40 Gy Gesamtdosis,
  - sehr gute Prognose: 50 Gy Gesamtdosis,
  - Halbkörperbestrahlung: 6 – 9 Gy hocheffektiv (zwischen Ober- und Unterkörper 1 – 2 Wochen Pause),
  - Zielvolumen:
    - Osteolyse mit ggf. eingebrachtem Material,
    - zusätzlich (wie bei Rückenmarkskompression): kranial, kaudal + 1 Wirbelkörper als Sicherheitssaum zu befallenen Wirbelkörpern; laterale Wirbelbogengrenze: Breite ca. 8 cm),
- Chemotherapie,
- Hormontherapie,
- Bisphosphonate: oral, besser: i. v. alle 4 Wochen.

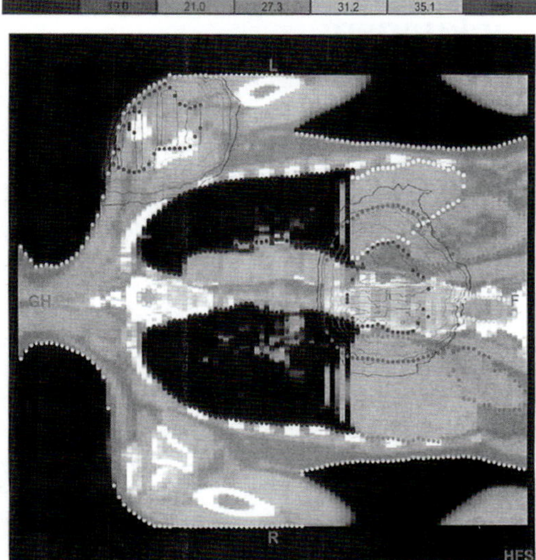

Abb. 12.3 Knochenmetastasen. Radiotherapie in IMRT-, IGRT-Technik an der Tomotherapie.

13 Radiotherapie gutartiger Erkrankungen

Formen.
- Antiinflammatorische Radiotherapie (gegen Entzündung),
- antiproliferative Radiotherapie (gegen Wachstum, Bildung),
- funktionelle Radiotherapie (Umstimmung von Gewebe; hypothetisch!).

Indikation.
- Vorher physikalisch, medikamentös, chirurgisch abgecheckt?
- Cave: Überprüfen, ob es bei Kindern, Jugendlichen oder Schwangeren Alternativen gibt!

Antiinflammatorische Radiotherapie

Einsatz. Bei akuten, chronischen oder degenerativen Veränderungen.

Wirkung. Die antiinflammatorische Radiotherapie wirkt positiv veränderlich auf:
- Durchblutung, Gefäßpermeabilität,
- Lymphozyten-, Monozytenuntergang,
- Enzym-, Zytokinfreisetzung,
- ph-Wert.

Maximalstrahlendosis. < 1 Gy (proinflammatorisch: > 5 Gy).

Positive Nebenwirkung. Medikamenteneinsparung.

Entzündungen

Beispiele.
- Panaritium (Finger-, Zehenentzündung),
- Paronychie (Nagelbettentzündung),
- Furunkel (Schweißdrüsenabszesse),
- Fisteln,
- Phlegmone,
- Geschwüre,
- Ekzeme,
- Herpes zoster,
- Schuppenflechte.

> **MERKE**
>
> Je akuter die Entzündung, desto wirksamer ist die Radiotherapie und eine desto geringere Dosis ist ausreichend.

Techniken.
- Röntgenhartstrahl („Röntgenreizbestrahlung"),
- Weichstrahl 10 – 50 kV,
- Elektronen,
- Orthovolt 120 – 300 kV
- alles heute seltener wegen Strahlenschutzauflagen, meist an Linacs,
- großzügige Feldgrenzen (!),
- 0,2 – 2,0 Gy Einzeldosis alle 2 – 3 Tage ad 3 – 6 Gy (chronisch: 30 – 40 Gy) Gesamtdosis.

Schmerz

Beispiele.
- Periarthrosis humeroscapularis,
- Impingement-Syndrom/Supraspinatussehnensyndrom:
  - Outlet-Impingement: von kranial einengend; Radiotherapie bringt kaum Besserung,
  - Non-Outlet-Impingement: subakromialer Raum verengt; in 80% der Fälle Ansprechen auf Radiotherapie,
- Schmerz, besonders in Wärme (im Bett!),
- Painful Arc (60 – 120°; Constant Score; schmerzhafter Bogen),
- Röntgenbild widersprüchlich.

Technik. Periarthrosis humeroscapularis:
- 180 – 300 kV,
- 0,5 – 1,0 Gy Einzeldosis ad 6 Gy Gesamtdosis.

Arthrose

Bezeichnungen.
- Omarthrose (Schulter),
- Koxarthrose (Hüfte),
- Gonarthrose (Knie),
- Rhizarthrose (Daumen).

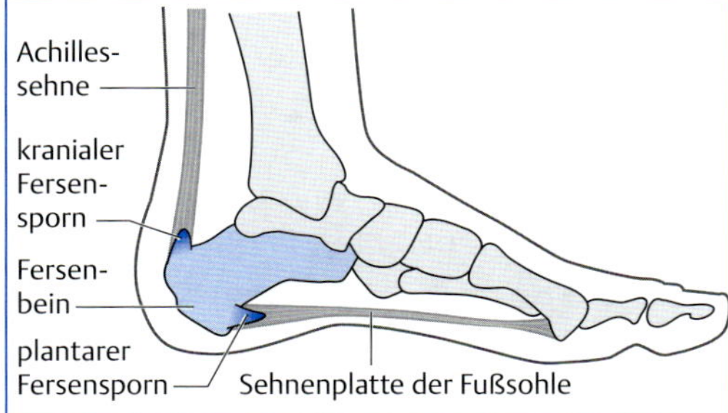

Abb. 13.1 Lokalitäten eines Fersensporns.

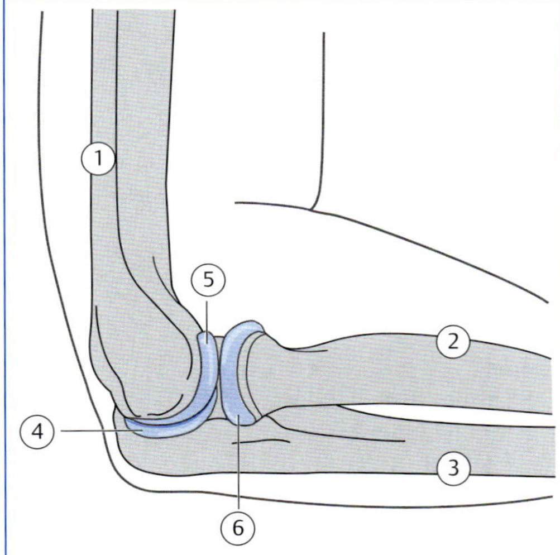

Abb. 13.2 Schmerzausgangspunkte Tennisellenbogen (Unterarmstreckbereich; 1 + 3 = Sehnen-/Kapselansatz, 4 + 6 = Reizung Gelenk) und Golferellenbogen (Beugeseitenbereich; 2 = Sehnen-/Kapselansatz, 5 = Reizung Gelenk).

Differenzialdiagnose.

- Zervikalsyndrom,
- Lumbago.

Einsatzbereiche der Radiotherapie.

- Epicondylitis humeri (Tennisellenbogen, Autofahren, Golferellenbogen),
- Fersensporn (Achillodynie): plantar, dorsal (**Abb. 13.1**),
- Schleimbeutelentzündung (Bursitis).

Technik. Tennisellenbogen:

- 50 – 120 kV,
- 0,5 – 1,0 Gy Einzeldosis ad 6 Gy Gesamtdosis.

Lymphfistel

Technik.

- Bestrahlung der Narbe bzw. der Eintrittspforte der Drainage (mit Draht markieren) und der im Gewebe liegenden Drainage(-n) – erkennbar an kleinen Drahtfäden – unter Durchleuchtung,
- diese Areale alle in das Bestrahlungsfeld inkludieren,
- Cave: Lymphabfluss (⅓ der Zirkumferenz freihalten),
- reproduzierbare bequeme Lagerung (meist Leiste, Füße zur Gantry),
- Einzeldosis 1 Gy ad 10 Gy Gesamtdosis, Wiederholungsdosis 5 Gy oder 5 × 2 Gy ad 20 Gy,
- 1 ventrales Stehfeld, Herdtiefe 1 cm, 6 MV Photonen.

MERKE

Bei Insistenz (z. B. tägliche Produktionsmenge in Redonflasche im Verlauf beobachten; ca. 100 ml pro Tag sind meist gut therapierbar) ggf. die Radiotherapie früher beenden!

Radiosynoviorthese

Durchführung (**Abb. 13.3**).

- In den entzündeten Gelenkspalt wird radioaktive Substanz (Partikel) gespritzt.
- Partikel werden als Fremdkörper erkannt und „aufgefressen“ und töten dann die Entzündungszellen durch Strahlung ab.
- Gelenkshaut verschorft.
- Feine Kanälchen, aus denen Erguss fließen konnte, schließen sich.
- Kleine Nervenendigungen sterben ab → keine Schmerzweiterleitung mehr.
- Die Gelenksbeweglichkeit wird verbessert.
- Die Gelenksfunktion bleibt erhalten.

Antiproliferative Radiotherapie

Proliferation.

- Überschussbildung kollagener Fasern,
- Überaktivität von:
  - Mesenchymzellen (Ossifikation)
  - oder Myofibroblasten
  - oder Gefäßsprossung.

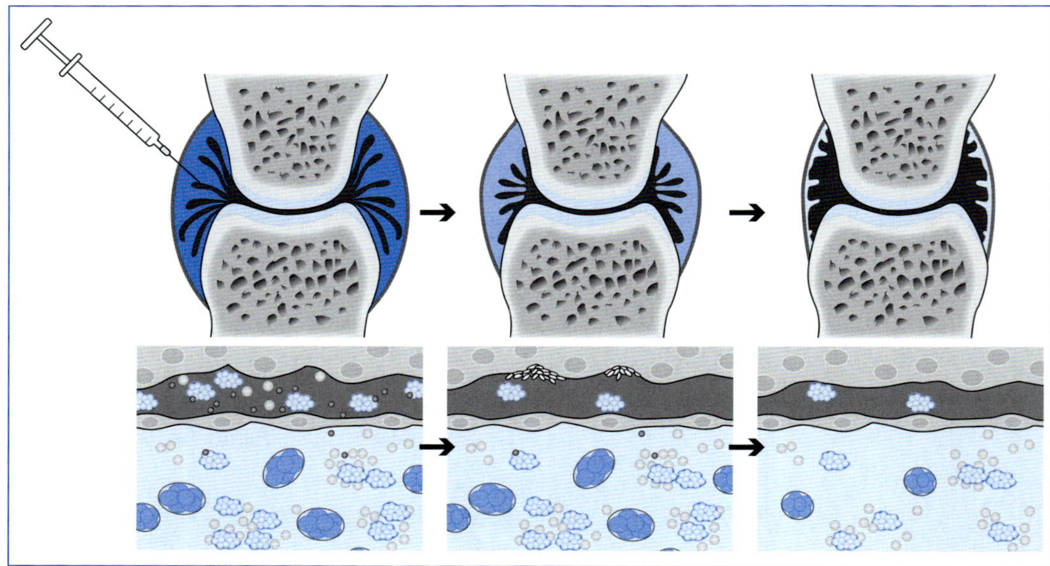

Abb. 13.3 Radiosynoviorthese. Spritzen von radioaktivem Material in Gelenk/Gelenkflüssigkeit → Zerstörung der Entzündungszellen + konsekutiv weniger Ödem/Abschwellen.

Therapie.

- Radiotherapie:
  - Inaktivierung der Stammzellen und damit keine Ausbildung neuer Fibrozyten (Latenzzeit, bis Bestrahlungseffekt ersichtlich ist),
  - Proliferation von Fibroblasten zu Fibrozyten durch kleine Dosis verzögert, durch große Dosis beschleunigt (Fibrosebildung),
  - Aktivitätshemmung der Mesenchymzellen oder Myofibroblasten (Gefäßendothelien),
- Radiosynoviorthese (s. **Abb. 13.3**).

Stichkanäle bei Pleuramesotheliom

- Stichkanal: Ultraschall, CT, 5 × 4 Gy ad 20 Gy.

Pigmentierte villonoduläre Synovialitis

- betroffener Gelenkanteil, postoperativ 5 × 2 Gy ad 40 Gy.

Narbenkeloid

Technik.

- Exzision, Steroid (injizieren, oral),
- Radiotherapie:
  - Zeitnah (bis maximal 24 h) postoperativ nach Narbenschluss,
  - 2,0 – 2,5/3 Gy Einzeldosis ad 15 – 21 Gy Gesamtdosis in 4 – 8 Fraktionen,
  - Narbe mit 1 cm Sicherheitsabstand,
  - 50 – 100 kV oder Elektronen mit 2 – 3 MeV,
  - Afterloading interstitiell: High-Dose-Rate 2 – 3 Tage.

Prognose. Erfolg in > 90 % der Fälle.

Pterygium conjunctivae

Definition. Gefäßhaltige Gewebswucherung der Bindehaut, die auf die Hornhaut übergreift.

Technik.

- Postoperativ:
  - ^{90}Sr-Applikator oder Röntgenweichstrahlen oder Elektronen,
  - mit Moulage,

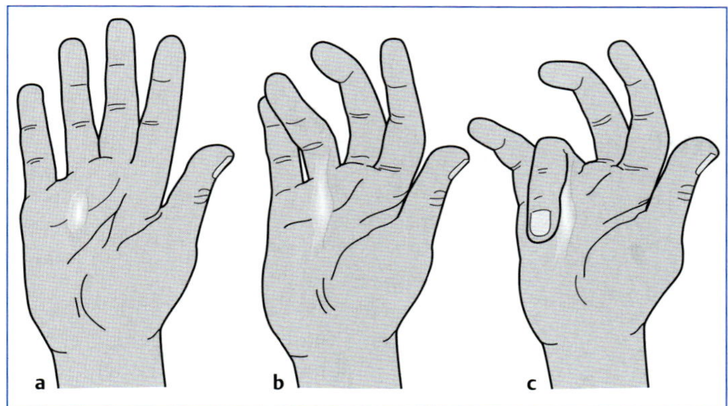

Abb. 13.4 Dupuytren-Kontraktur. **a–c** Phasen, funktionelle Einschränkung, klinische Morphe. **a** Grad 1. **b** Grad 2. **c** Grad 3.

  - 8–10 Gy Gesamtdosis, 3 × pro Woche oder 7 × 3,0 Gy Einzeldosis oder 1 × 25 Gy Einzeldosis = Gesamtdosis,
- ohne Operation: 4 × 12,5 Gy Einzeldosis in 4 Wochen.

Dupuytren-Kontraktur/Morbus Ledderhose

Definition.
- Gutartige Erkrankung des Bindegewebes der Handinnenfläche (Morbus Dupuytren) bzw. des Fußes (Morbus Ledderhose),
- Bildung von Knoten und Strängen (**Abb. 13.4**).

Altersgipfel, Häufigkeit.
- Altersgipfel: ab dem 40. Lebensjahr,
- Verhältnis Männer zu Frauen: 3 : 1,
- bei 2/3 beidseitig,
- Spontanregression möglich.

Stadien.
- Proliferationsstadium,
- Involutionsphase,
- Endphase.

Therapie.
- früh: Cortison, NSAR oder Radiotherapie,
- spät: Operation: in 30–50% der Fälle Rezidivbildung,
- Radiotherapie:
  - nur wenn erst < 10° Streckdefizit (noch radiosensible Fibroblasten),
  - früh: Fibroseareal mit 1 cm Sicherheitsabstand lateral und 2 cm Sicherheitsabstand longitudinal,
  - Orthovolt,
  - 100–150 kV,
  - Elektronen,
  - 5 × 3,0 Gy Einzeldosis, Sicherheitsabstand: + 2 cm proximaler, + 1 cm lateraler Rand zu Asudehnung,
  - Wiederholung nach 6 Wochen (2. Serie).

Prognose. Erfolg in 70% der Fälle.

Induratio penis plastica/Peyronie-Krankheit

Definition. Peyronie ist eine Penisverkrümmung durch ein Fibroseareal (**Abb. 13.5**).

Symptomatik, Altersgipfel.
- Bei Erektion schmerzhafte Penisabknickung,
- Altersgipfel: 40.–60. Lebensjahrzehnt,
- Spontanrückbildung.

CAVE

Wird in der Phallografie Kalk festgestellt, dann ist mit einer eingeschränkten Wirksamkeit der Radiotherapie zu rechnen.

Therapie.
- Anfangs: Vitamin E, Steroide, Ultraschall, Stoßwellen,
- Operation: Rezidivneigung,
- Radiotherapie:
  - nur im Frühstadium (radiosensible Fibroblasten), dorsales Stehfeld, 6 MeV: mit 5–10 mm Bolus, 5 × 2 Gy ad 20 Gy ggf. 2. Serie,

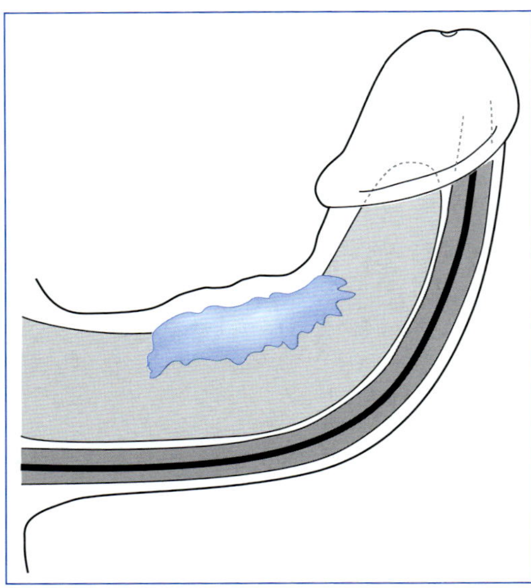

Abb. 13.5 Peyronie. Fibroseareal (weiß).

- Vernarbungsregion 5 – 7 MeV (Elektronen),
- 150 – 250 kV,
- Afterloading interstitiell,
- 5 – 7 × 3,0 Gy Einzeldosis über 5 – 7 Tage,
- 1 × 5 Gy Einzeldosis pro Monat ad 25 Gy Gesamtdosis,
- 12 – 25 Gy Gesamtdosis in 2 Wochen.

Prognose.
- Schmerzbesserung: 80 % der Patienten,
- Krümmungsbesserung: 65 % der Patienten.

Aggressive Fibromatose/Desmoid

Definition
- Desmoid-Bindegewebswucherung, lokal infiltrierend = aggressive Fibromatose.

Eigenschaften.
- Maligne, lokal invasiv,
- nie metastasierend, langsames Wachstum,
- spät Nebenwirkungen,
- in bis zu 75 % der Fälle Hormonrezeptoren ausbildend,
- MRT

Häufigkeit, Altersgipfel.
- Frauen mehr betroffen als Männer,
- Altersgipfel: 40. – 60. Lebensjahr.

Therapie.
- Operation:
  - + Sicherheitsabstand?
  - R0 anstreben,
  - R1: 50 % Rezidive in 3 Jahren,
- Radiotherapie:
  - postoperativ oder wiederholt nach R1 bei Erwachsenen (Kinder: Spontanregression, aber Cave: Wachstumsfugen!), R2, inoperabel,
  - 1,8/2,0 Gy Einzeldosis ad 55/60 – 65 Gy Gesamtdosis,
  - evtl. Afterloading-Boost,
  - evtl. Retinoide, Interferon, Tamoxifen.

Prognose.
- Langsame Rückbildung in Monaten bis Jahren,
- 40 % Remissionen bei Tamoxifengabe.

Heterotope Ossifikation

Definition. Überschussbildung der Lamellenknochen.

Häufigkeit. Männer sind häufiger betroffen als Frauen.

Risikofaktoren.
- Vorherige Operationen mit bzw. wegen heterotoper Ossifikation,
- Azetabulumfraktur,
- ankylosierende Spondylarthritis (Morbus Bechterew),
- degenerative Gelenkveränderungen,
- intraoperative Traumatisierung.

Diagnostik. Im Röntgenbild sind 4 – 12 Wochen postoperativ sichtbare Veränderungen festzustellen.

Differenzialdiagnose.
- Periartikuläre Verkalkung,
- Myositis ossificans,
- Benigne Urethrastriktur: Brachytherapie 4 × 4 Gy Einzeldosis ad 16 Gy Gesamtdosis,
- Langerhans-Histiozytose: postoperativ/definitiv 5 × 2 Gy Einzeldosis ad 20 Gy Gesamtdosis.

Einteilung.

- Grad I: Knocheninseln,
- Grad II: Sporne > 1 cm Zwischenraum,
- Grad III: < 1 cm Raum,
- Grad IV: Ankylosierung.

Therapie.

- Medikamentös:
  - nicht steroidale Antirheumatika,
  - Glukokortikoide,
- Radiotherapie:
  - senkt das Risiko von 80 auf 5%,
  - Zielvolumen:
    - Weichteile um Knochen ca. 13 cm × 16 cm,
    - Multileaf-Kollimatoren,
  - präoperativ: 1 × 7 Gy Einzeldosis = Gesamtdosis (bevorzugen!),
  - postoperativ (maximal nach 72 h beginnen): 5 × 3,5 Gy Einzeldosis über 5 Tage.

14 Sonstige Indikationen der Radiotherapie

Autoimmunkrankheiten

Endokrine Orbitopathie

Definition. Autoimmunkomplexablagerungen retrobulbär, Morbus Basedow.

Symptomatik.

- Exophthalmus (Hervortreten des Augapfels; Abb. 14.1),
- Ödem unbehandelt in Fibrose übergehend,
- Protrusio bulbi (Auge vorgedrückt),
- Doppelbilder,
- Lagophthalmus (mangelhafter Lidschluss), -itis,
- Lichtempfindichkeit,
- Ulkusbildung,
- spontane Rückbildung in 10% der Fälle.

Therapie.

- Dekompressionsoperation als Ultima Ratio,
- Kortikoiderstttherapie,
- Radiotherapie:
  - Lymphozyten, Fibroblasten beeinflussend,
  - wenn Schilddrüsenfunktion normalisiert und bei Nichtansprechen der Kortikoidtherapie,
  - Zielvolumen:
    - Orbita mit Orbitaspitze,
    - 6/10 MV,
    - 4 cm × 4 cm,
    - 3–5 ° Dorsalkippung (ähnlich wie bei Radiotherapie bei Orbitametastasen, S. 125),
    - 10 × 2,0 Gy Einzeldosis.

Prognose. Nach 3 Monaten in 95% der Fälle Besserung.

Gutartige Veränderungen

Glomustumoren

Eigenschaften.

- Meist solitär,
- neuroendokriner Tumor,
- langsam wachsend,
- kaum Entartung,
- Glomus-caroticum-Tumor: Differenzialdiagnose Lymphknotenmetastase,
- Glomus-jugulare-Tumor: Mittelohr-, Schädelbasisinfiltration.

Symptomatik.

- Hirnnervenausfälle,
- Hörverlust,
- Schwindel,
- Tinnitus (je nach Sitz).

Therapie.

- Operation: hohes Blutungsrisiko (!),
- Radiotherapie:
  - 2,0 Gy Einzeldosis ad 56 Gy Gesamtdosis,
  - Eintrocknen über Monate.

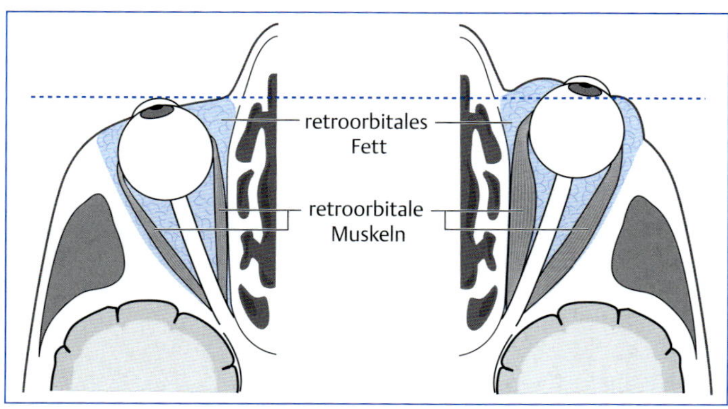

Abb. 14.1 Endokrine Orbitopathie. Schematische Darstellung.
a Normal.
b Orbitopathie.

Gynäkomastie

Definition. Schmerzhaftes Wachstum der Brustdrüsen beim Mann (Abb. 14.2).

Ätiologie.
- Flutamid (bei Prostatakarzinom: Antitestosteron),
- hormonelle Fehlsteuerung (Leberzirrhose),
- Diuretika (Spironolacton).

Differenzialdiagnose.
- Idiopathische oder Pubertätsgynäkomastie,
- endokrin aktive Tumoren,
- paraneoplastisch,
- Leberzirrhose,
- Schilddrüsenüberfunktion.

Therapie. Prophylaktische Radiotherapie:
- verhindert in 80% der Fälle eine Vergrößerung,
- mindestens 3 Tage vor Hormoneinnahme (!),
- Orthovolt 120 kV,
- Elektronen → Mammae (nach Ultraschallkontrolle meist 5-er-Rundtubus),

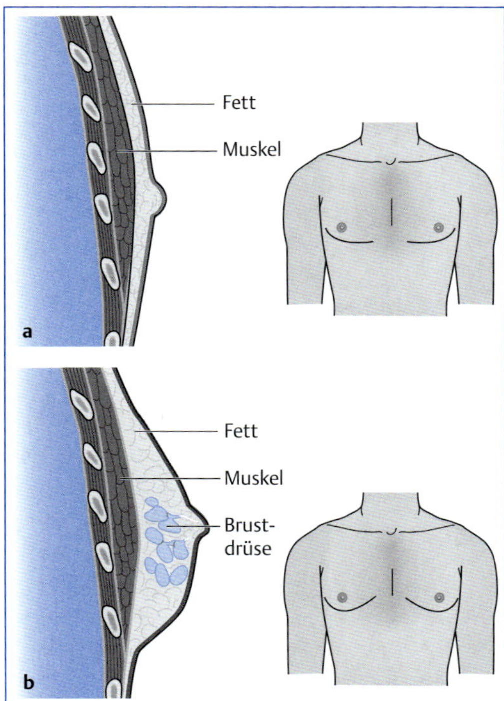

Abb. 14.2 Gynäkomastie. Schematische Darstellung. Brustdrüsengewebe, Fettgewebe, Brustmuskulatur.
a Normaler Mann.
b Mann mit Gynäkomastie.

- 3 × 4,0 – 5,0 Gy Einzeldosis, 5 × 3 Gy ad 15 Gy
- hier: 2 × 5,0 Gy Einzeldosis im Abstand von je 2 Tagen,
- oder: zur Schmerzlinderung (90% erfolgreich), aber selten Rückbildung 5 × 2 Gy ad 20 Gy.

Hämangiome/arteriovenöse Malformationen

Vorkommen.
- Haut: Haemangioma simplex, cavernosum, racemosum,
- Aderhaut,
- Gehirn,
- Wirbelkörper,
- Leber.

Symptomatik.
- Kosmetik (störend),
- Druck/Schmerz, Kompression.

Therapie.
- Radiotherapie bewirkt Intimafibrose und damit Verschluss,
- Kind:
  - Haemangioma cavernosum:
    - spontan Rückbildung bis zum 5. Lebensjahr,
    - 4 – 8 Gy Gesamtdosis, Wiederholen nach 1 Monat,
    - zum Anstoßen ggf. Weichstrahl, ^{90}Sr,
  - Haemangioma simplex: ungünstig,
  - ZNS:
    - 15% letal durch Spontanblutung, Coilen (Embolisation mit Platinspiralen),
    - 5 × 5 Gy Einzeldosis in 5 – 7 Tagen,
    - 45 – 60 Gy Gesamtdosis in 5 – 6 Wochen,
    - Radiochirurgie stereotaktisch,
    - 18 – 24 (20) Gy Einzeldosis = Gesamtdosis bei Einzeitradiotherapie,
    - Erfolg in bis zu 85% der Fälle,
  - Leber:
    - kongenital auftretend: 2 – 3% gesund,
    - asymptomatisch, Zufallsbefund,
    - selten Blutung, Gerinnungsstörung, Thrombozytopenie,
    - operative Leberteilresektion,
  - Wirbelkörper:
    - honigwabenähnlich,
    - selten spinale Kompression oder Einbruch,
    - 45 – 50 Gy Gesamtdosis in 5 – 6 Wochen.

15 Supportivtherapie

Ernährung

Die therapieunterstützende Ernährung muss ausgewogen und therapieadaptiert sein.

Zugänge.

- PEG u. a. (**Abb. 15.1**): Vorgehen beim Legen:
  - Einführen der Punktionskanüle unter endoskopischer Kontrolle,
  - Entfernung der Punktionskanüle und Vorschieben der Plastikkanüle,
- Port (**Abb. 15.2**): i. v. Zugang.

Schmerztherapie

Methoden. Kausal/symptomorientiert.

- Medikamentös: 3-Stufen-Konzept:
  - periphere Analgetika,
  - ZNS-Analgetika,
  - Morphinderivate,
- operativ:
  - Rhizotomie (Leitungsbahnendurchtrennung),
  - Epiduralanästhesie,
  - Subduralanästhesie (**Abb. 15.3**).

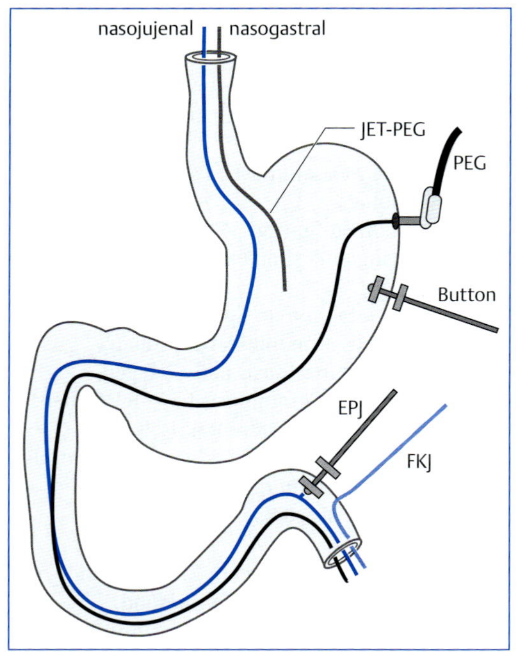

Abb. 15.1 Zugänge zur Magen-, Darmregion (ohne i. v. Zugang).
EPJ = endoskopisch-perkutane Jejunostomie
FKJ = Feinnadelkatheter-Jejunostomie
JET-PEG = Jejunal Tube through PEG
PEG = perkutane endoskopische Gastrostomie

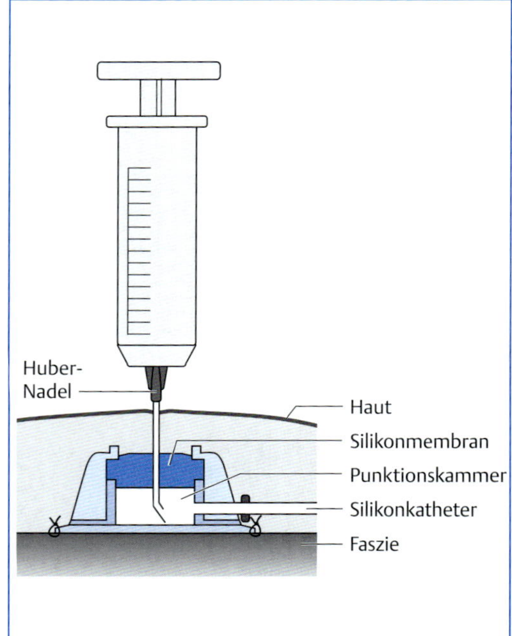

Abb. 15.2 Port-Anstechen. Schematische Darstellung.

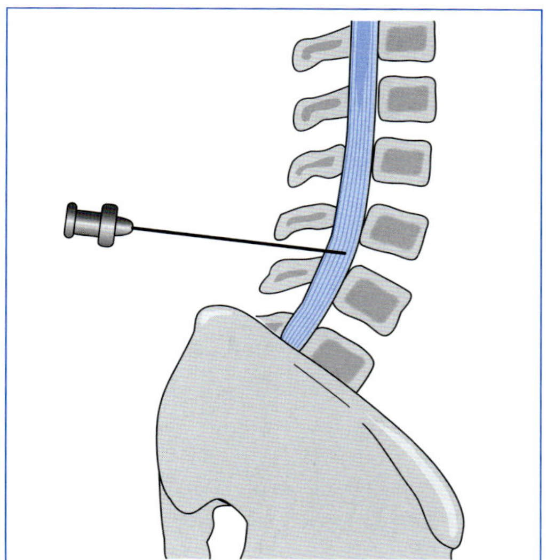

Abb. 15.3 Duralanästhesie. Schematische Darstellung. Einbringen der Anästhesie in den Wirbelkanal.
1 = Applikationsnadel
2 = Anästhesiemittel
3 = Spinalkanal (Liquorraum)

Übelkeit/Emesis

ANE-Syndrom.

- Anorexie (Appetitlosigkeit),
- Nausea (Übelkeit),
- Emesis (Erbrechen).

Ätiologie.

- Radiogen: besonders jüngere Männer,
- chemogen:
  - antizipatorisch (psychologisch, vorher schon auftretend),
  - emetogenes Potenzial der verabreichten Substanz,
  - periphere Reize (Rachen),
  - akut,
  - verzögert.

TIPP

Generell sollten immer 2 l Flüssigkeit pro Tag getrunken werden:

- bevorzugt Wasser,
- Tee (nicht schwarz),
- Salbeitee gegen Soor (Pilz).

Es ist sowohl für Patienten als auch für Gesunde empfehlenswert, sich morgens 2 Flaschen Wasser o. Ä. hinzustellen, die dann bis zum Abend leer getrunken sein sollten.

Therapie, Prophylaxe.

- Frühzeitige Information des Patienten über emetogenes Potenzial,
- Benzodiazepine (Diazepam zur Beruhigung? Cave: Abhängigkeitspotenzial),
- Medikamente:
  - Emesisgrad 0 (keine Beschwerden): Metoclopramid,
  - Grad I (geringe Beschwerden): + Psychil (Neuroleptikum),
  - Grad II (mäßige Beschwerden): + Dexamethason oder Zofran,
  - Grad III (starke Beschwerden): 5HT3- (Serotonin-)Rezeptorantagonist Zofran.

Fatigue (Ermüdung)

Entstehungsursachen.

- Infektionen,
- psychologische Belastung,
- Umwelteinflüsse,
- Interaktionen zwischen Genen und Umwelt),
- usw.

Auswirkungen auf den Körper.

- Veränderte Kortisolregulation,
- veränderte vasomotorische Regulation (Blutdruck, Benommenheit, Palpitationen),
- Veränderungen im Immunsystem („rauer Hals", Lymphknoten),
- Veränderungen im Gastrointestinaltrakt (veränderte Verdauungsgewohnheiten, Bauchschmerzen),
- Veränderungen im muskuloskelettalen System (Myalgie, Arhtralgie),
- ZNS-Symptome (Müdigkeit, Schmerz, Konzentrations- und Gedächtnisstörungen, Depression, Ängstlichkeit, Schlafstörungen).

Symptomcheckliste. Befragung des Patienten zu:
- Stress,
- Schlafschwierigkeiten,
- Depression und Ängsten,
- Fibromyalgie,
- medizinischen Krankheiten,
- Inaktivität, Übergewicht,
- Alkoholkonsum,
- Medikamenteneinnahme,
- Ernährungsgewohnheiten,
- chronischem Fatigue-Syndrom,
- Überarbeitung.

Differenzialdiagnose. Depression.

Therapie.
- Psychoreduktive Maßnahmen der Krankheitsbewältigung:
  - körperliches Training (Sport!),
  - medikamentös (Cave!),
  - Ruhe, Schonen,
  - Schlafen,
  - Ernährung,
- Komorbiditäten verbessern.

MERKE

Besonders wichtig ist die Compliance des Patienten!

TIPP

Es ist alles erlaubt, was wohl tut und fröhlich belastet. Jedoch darf es nie zur Überlastung kommen!

16 Verschiedenes

Einschätzung der Strahlung. 100 cGy = 1 Gy = ca. 100 MU = ca. 1 min Radiotherapiezeit, abhängig von der Verwendung eines Keiles, Blockes o. Ä.

Karnofsky-Index. Aussage zum Allgemeinzustand bzw. Vermögen eines Patienten in %:

- Index 100: kann alles, ist kaum eingeschränkt,
- Index < 70: braucht weniger oder mehr Hilfe,
- Index < 40: ist behindert bzw. pflegebedürftig,
- Index < 10: ist moribund (sehr krank).

WHO-Klassifikation des Aktivitätsindexes und/oder von akuten Therapienebenwirkungen.

- 0 = normal/keine,
- 1 = leichte/gering,
- 2 = selbstversorgend/mäßig,
- 3 = begrenzt/> 50 % bettlägerig/stark,
- 4 = pflegebedürftig/extrem stark.

MERKE

Nebenwirkungen immer dokumentieren!

SOP (Standard Operation Procedures). Arbeitsanweisungen für alle, zum Nachlesen.

Qualitätszirkel. Regelmäßig, mindestens 1 × pro Quartal, protokolliert durchzuführen, zur Verbesserung der Qualität.

Nachsorge.

- Dokumentation: alle 3 Monate in den ersten 2 Jahren,
- dann alle 6 Monate in den folgenden 5 Jahren,
- dann 1 × pro Jahr,
- Anamnese: Nebenwirkungen,
- Bildgebung nach 3 Monaten adaptiv alle 3 – 6 Monate initial zur Verlaufskontrolle.

Tab. 16.1 zeigt als Beispiel die Nachsorge bei Darmkrebs. Die Werte sind Anhaltspunkte; das Schema kann zwischenzeitlich auch adaptiert werden.

Tabelle 16.1 Programmierte Untersuchungen im Rahmen der Nachsorge bei kolorektalem Karzinom UICC II oder III (nach: Schmiegel et al. 2008) [32].

Untersuchung	Monate										
	3	6	9	12	15	18	21	24	36	48	60
Anamnese, körperliche Untersuchung, CEA-Bestimmung (Tumormarker)		x		x		x		x	x	x	x
Koloskopie		x [1]							x [2]		
Abdomensonografie [3]		x		x		x		x	x	x	x
Sigmoidoskopie (Rektoskopie) [4]		x		x		x		x			
Spiral-CT [5]	x										
Röntgenthorax (kein Konsens)											

1 wenn keine vollständige Koloskopie präoperativ erfolgt ist
2 bei unauffälligem Befund (kein Adenom, kein Karzinom); nächste Koloskopie nach 5 Jahren
3 Eine Metaanalyse ergab einen Vorteil für ein bildgebendes Verfahren zum Nachweis von Lebermetastasen in der Nachsorge. Aus diesem Grund entschied sich die Expertenkommission, das einfachste und kostengünstigste Verfahren anzuwenden.
4 nur beim Rektumkarzinom ohne neoadjuvante oder adjuvante Radiochemotherapie
5 nur beim Rektumkarzinom 3 Monate nach Abschluss der tumorspezifischen Therapie (Operation bzw. adjuvante Strahlen-/Chemotherapie) als Ausgangsbefund

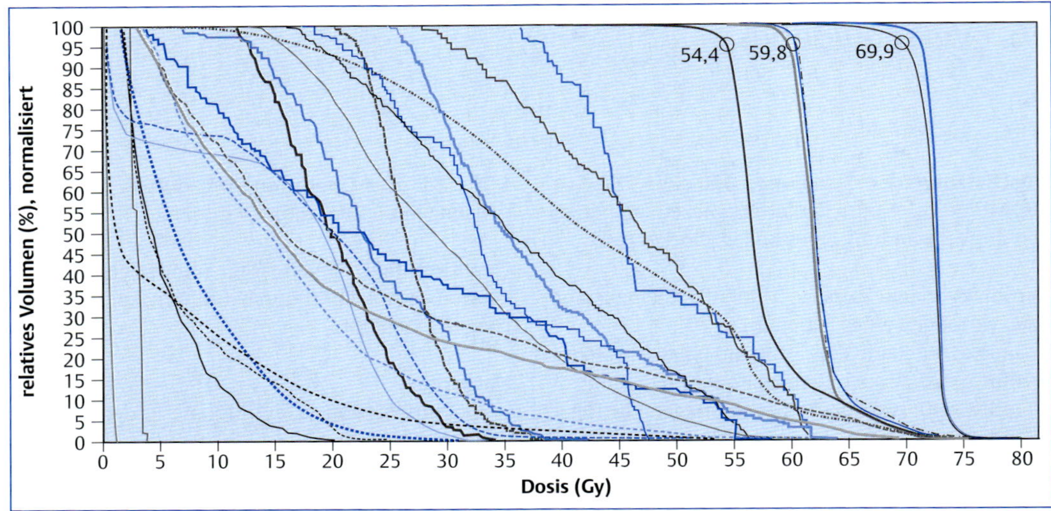

Abb. 16.1 Dosis-Volumen-Histogramm. Zu schonende Risikoorgane sind farblich markiert, hier bei Halsbestrahlung (Oncentra-Masterplan).

Antrazykline.

- Epi-, Ida-, Doxo-, Daunorubicin: Zellteilungshemmer,
- dürften nicht parallel zu einer Radiotherapie gegeben werden!

Brachytherapie.

- = Afterloading,
- in 0,5(– 1) cm Gewebetiefe Strahlenhauptwirkung!

Risikoorgane, Belastungsgrenzen. Siehe auch QUANTEC Study (Quantitative Analysis of Normal Tissue Effects in the Clinic) der ASTRO (Emami 1991) [13]; Analyse von 16 Organen in Bezug auf die Beziehung zwischen Dosis-Volumen- und klinischem Effekt (**Abb. 16.1**):

- Rückenmark: < 45 Gy (Halswirbelsäule sensibler als Lendenwirbelsäule; dort 55 Gy),
- Hirnstamm: < 50 Gy,
- Chiasma, N. opticus, Hypophyse: < (45) 50 Gy,
- Parotis: 10 – 15 Gy Speichelmenge weniger, ab 35 Gy irreversibel, ca. 26 Gy,
- Mandibula: < 60 Gy,
- Plexus brachialis: < 60 (50) Gy,
- Kehlkopf: < 45 (30) Gy,
- Linse: < 10 (2) Gy Katarakt,
- Tränendrüse: < 25 – 30 Gy,
- Rektum: < 55 Gy,
- Blase: < 55 Gy,
- Hüftkopf: < 55 Gy,
- Niere: < 15 (23) Gy (¾ geschont),
- Leber: < 22 (30) Gy,
- Herz: < 20 (40) Gy,
- Wirbelkörper: Zielvolumen bei Neuroachsenradiotherapie bei Kindern ad 24 Gy (gerades Wachstum).

Bestrahlung im HNO-Bereich.

- Lagerung: Bisskeil zur Zungenrückdrängung (**Abb. 16.2**),
- Reklination: „Kopf ins Genick" (bei Hypopharynx-, Larynx-, Nasopharynxradiotherapie); Unterkieferschonung u. a.,
- Anteklination (evtl. bei Nasennebenhöhlenkarzinom); leichtere Planbarkeit möglich, Schonung im Bereich des Chiasmas und weiterer dort befindlicher Strukturen,
- zu bestrahlendes Zielvolumen parallel zum Tisch (wenn Multileaf-Kollimatoren evtl. nur einseitig, z. B. lateral, einfahrbar, dann bei Planung besser adaptierbar an Zielvolumen),
- Schonung von Parotis, Oberkiefer, Schonung des Armplexus (zu den Halswirbelkörpern parallel lateral kranial laufend), Schonung des Chiasmas,

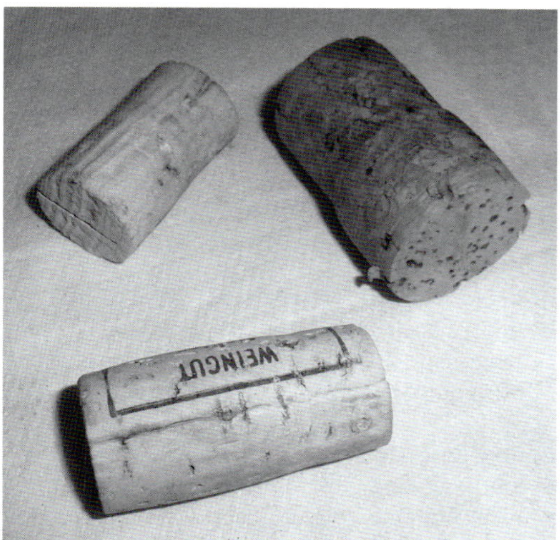

Abb. 16.2 Korken als Alternative zu Bisskeilen.

- Nebenwirkungen:
  - Xerostomie (Mundtrockenheit),
  - lebenslange Zahnhygiene (Zahnextraktion mit i. v. Antibiose!),
  - Fluoridierung,
- Zahnsanierung:
  - vor Radiotherapie immer Zahnsanierung durch Mund-Kiefer-Gesichtschirurgen (mit Radiotherapie erfahrene Dentisten!),
  - Orthopantomogramm: „schwelende" Befunde (?),
  - Sanierung (oft Zahnextraktion) und ca. 2 Wochen Abheilung abwarten bis zur Reizfreiheit,
  - Zahnbehandlung immer unter Antibiotikaschutz (Osteomyelitis: 5–10% Risiko nach Radiotherapie ab 40 Gy, besonders > 50 Gy),
  - Amifostin (Strahlenschutzchemotherapie).

MERKE

Auch vor der Behandlung der bisphosphonat-assoziierten Kieferosteonekrose (Zometa, Fosamax) muss dringend eine Zahnsanierung durchgeführt werden!

Bestrahlung der Prostata.
- Harnblase gefüllt (Darmschonung),
- CT-Feldkontrolle: (3–)5 mm Schichten,
- Rektumballon (zur Stabilisierung, Dosisbelastung sinkt),
- Radiotherapie: Rektum geleert, Diät (kein Kohl, da blähend, Tenesmen),
- Cave: MRT erst 6 Wochen post TURP, sonst evtl. Blutungsartefakte,
- High-Dose-Rate endorectal Brachytherapy: mittels Templates/Lochplatten,
- Seeds: Cave: Dosisinhomogenitäten,
- Skip-Metastasen: Überspringen von Lymphknotenregionen ist selten; Lymphabfluss-„Wasserscheide" bei Vaginalkarzinom: zwischen unterem Drittel (inguinale Lymphknoten evtl. befallen) und mittlerem Drittel (ab hier iliakale Lymphknoten auch befallen).

Gynäkologische Tumoren.
- L4/5,
- M. psoas zu ⅓ im Zielvolumen,
- Aortengabel inklusive,
- postoperativ oft Lymphozelen,
- postoperativ oft Blasenatonie,
- Cave: Fistelung nach Afterloading bei Verrutschen,
- 5 × 5 Gy ad 25 Gy pro Woche bei blutendem (Hämangioblastom: wirksam blutendem) gynäkologischem Tumor zur Persistenz, entspricht strahlenbiologisch 50 Gy Gesamtdosis mit 2 Gy Einzeldosis,
- Zervix-/Vaginaregion: verträgt bis zu 100 Gy.

Hautmetastasen. Miltex pinseln.

Kontrastmittelreste nach CT bei CT-Feldkontrolle: als Zielvolumen einzeichnen (Houndsfieldeinheiten) zum Herausrechnen

Regeln im Umgang mit dem Patienten, mit Kollegen und mit sich selbst.
- Bitte Diskretion wahren, den Patienten zuliebe.
- Bitte versuchen, Ruhe zu bewahren, allen zuliebe.
- Bitte die Individualität des anderen berücksichtigen und auch andere Aspekte, wenn möglich, einfließen lassen.
- Bitte Ängste berücksichtigen, sie ansprechen und auf sie eingehen, damit man besser mit ihnen umgehen kann.
- Bitte Verständnis anbringen, aber ohne manipulativ zu werden.
- Wertschätzung hat jeder verdient.
- Bitte die Wartezeit minimal und kurz halten.
- Sensorische Gegenstimuli (Duft, Klänge) sollten vermehrt eingesetzt werden – die Macht des Unterbewusstseins ist nicht zu unterschätzen.

- Musik- und kunsttherapeutische Unterstützung hilft vielen Patienten; sprechen Sie sie darauf an.
- Psychosoziale Betreuung, onkologisch versiert, ist wichtiger, als man ermessen kann, da wir in einem Körper-Geist-System leben. Sie sollte bei Bedarf angeboten werden können.
- Bitte beachten Sie die Warnzeichen eines Burn-out-Syndroms, sowohl bei Patienten als auch bei medizinisch Tätigen und sich selbst.

Teufelskreis Burn-out.

- Starke Identifikation mit dem Beruf und hoher Anspruch an die eigene Leistung → starker beruflicher Arbeitseinsatz, Verzicht auf Erholung; Beruf als wichtigster Lebensinhalt,
- zusätzlich schwieriges berufliches Umfeld (hohe Erwartungen von anderen, problematische Arbeitsplatz- und Arbeitsbedingungen usw.),
- Burn-out-Symptome:
  - chronische Erschöpfung,
  - Müdigkeit,
  - Antriebsschwäche,
  - Konzentrationsschwäche,
  - Schlafstörungen,
  - verringerte Kreativität,
  - verringerte Leistungsfähigkeit,
- Folge: berufliche Misserfolgserlebnisse,
- Folge: psychische und psychosomatische Folgen,
- Verstärkung der Burn-out-Symptome.

Recall Dermatitis.

- Wochen nach Ende der Radiotherapie ist die Haut des Bestrahlungsareals gerötet (oft bei CTX zeitgleich, spätere Rötung/Empfindlichkeit der Haut),
- nicht genau erklärlich,
- Therapie: Kortisoncreme + CTX absetzen – vorerst sonst Nekrose.

RT bei Kindern an Tomotherapie-Gerät (IMRT).

- Immer auch Plan für konventionelles Bestrahlungsgerät (Linac) erstellen und vergleichen **(Risikoorganbelastungen vergleichen!)**.

Double dose MRI.

- Zur besseren Detektion von Hirnmetastasen,
- nicht nur eine, sondern nach Zeitintervall abermals zweite Dosis Kontrastmittel, um durch zerebrale verspätete + erneute Anflutung des Kontrastmittels auch weitere „Wiesen" zu erreichen und damit eventuell weitere „versteckte" Metastasen nachzuweisen.

17 Literatur

[1] Arbeitsgemeinschaft für Radiologische Onkologie. Im Internet: aro-dkg.de. Stand 30.12.2011

[2] Bamberg M, Molls M, Sack H. Radioonkologie, Grundlagen und Klinik. München: Zuckschwerdt; 2009

[3] Becker M, Valvassori GE, Mafee MF. Valvassori's Imaging of the Head and Neck. 2. Aufl. Thieme 2004

[4] Berufsverband Deutscher Strahlentherapeuten e.V. (BVDST). Im Internet: www.bvdst.de. Stand: 30.12.2011

[5] Bettag M, Blatt-Bodewig M, Bokemeyer C et al. Taschenbuch Onkologie, Interdisziplinäre Empfehlungen zur Therapie 2010/2011. 15. Aufl. München: Zuckschwerdt; 2010

[6] Bohndorf K, Imhof H, Fischer W. Radiologische Diagnostik der Knochen und Gelenke. 2. Aufl. Thieme 2006

[7] Bundesamt für Strahlenschutz. Im Internet: www.bfs.de/de/ion/wirkungen/unfallfolgen.html. Stand: 30.12.2011

[8] Bundesregierung 2003. Im Internet: http://www.verwaltungsvorschriften-im-internet.de/bsvwvbund_08122003_RSII3155301.htm Stand: 30.12.2011

[9] Burgener FA, Meyers SP, Tan RK, Zaunbauer W. Differenzialdiagnostik in der MRT. Thieme 2005

[10] Dummer R, Stadler R, Sterry W. Deutsche Leitlinie: Kutane Lymphome, Arbeitsgemeinschaft Dermatologische Onkologie, 2005. Im Internet: www.ado-homepage.de. Stand: 14.02.2012

[11] DEGRO. Leitlinien in der Radioonkologie. Im Internet: www.degro.org/jsp_public/cms/index.jsp?top=6. Stand: 30.12.2012

[12] DGMP. Im Internet: www.dgmp.de. Stand: 17.02.2012

[13] Emami B et al. Tolerance of normal tissue to therapeutic irradiation. Int J Radiat Oncol Biol Phys 1991; 21: 109 – 122

[14] Fiebich M, Westermann K, Zink K. RöV & Co. TÜV Rheinland; 2011

[15] Forsting M, Jansen O. MRT des Zentralnervensystems. Thieme 2005

[16] Herrmann T, Baumann M, Dörr W. Klinische Strahlenbiologie. 4. Auf. München: Elsevier; 2006

[17] ICRP (International Commission on Radiation Protection). Richtlinie 96/29/EURATOM EU. Amtsblatt C133 vom 30.04.1998: 3

[18] ICRP (International Commission on Radiation Protection). Richtlinie 97/43/EURATOM EU. Amtsblatt L159 vom 29.06.1996: 1

[19] Kiricuta IC. Target Volume Definition in Radiation Oncology. Symposium 2001 Limburg. Koblenz: Druckerei Fuck; 2001

[20] Kuwert T et al. Nuklearmedizin. 4. Aufl. Stuttgart: Thieme 2007

[21] Lohr F, Wenz F. Strahlentherapie kompakt. München: Elsevier; 2003

[22] Meyers SP. MRI of Bone and Soft Tissue Tumors and Tumorlike Lesions. Thieme 2007

[23] Ministerium für Gesundheit des Landes Nordrhein-Westfalen. Empfehlende Richtlinie für die Ausbildung an den Schulen für Medizinisch-technische Radiologieassistentinnen und -assisten. Im Internet: www.mgepa.nrw.de/mediapool/pdf/pflege/pflege_und_gesundheitsberufe/ausbildungsrichtlinien/Empfehlende_Richtlinie_MTRA_13_02.pdf. Stand: 8.12.2011

[24] Perez C, Brady L. Perez and Bradys Principles and Practice of Radiation Oncology. 5th ed. Philadelphia, PA: Lippincott Williams & Wilkins; 2007

[25] Richter E, Feyerabend T. Grundlagen der Strahlentherapie. Berlin: Springer; 1996

[26] Röntgenverordnung RöV 2002. Im Internet: www.bmu.de/strahlenschutz/rechtsvorschriften_technische_regeln/doc/6896.php. Stand: 30.12.2011

[27] Rosai J et al. Histological typing of tumours of the thymus. WHO International histological classification of tumours. 2nd ed. Berlin: Springer 1999

[28] Rutkowski S, Gnekow A, Wolff J. Multimodale Therapiekonzepte für Kinder und Jugendliche mit Tumoren des ZNS. Journal Onkologie 08-04. Im Internet: www.journalonko.de. Stand: 21.12.2012

[29] Sauer R. Strahlentherapie und Onkologie für MTA-R. 4. Aufl. München: Urban & Schwarzenberg; 2003

[30] Sauer R. Strahlentherapie und Onkologie für MTA-R. 5. Aufl. München: Elsevier; 2009

[31] Scherer E, Sack H. Strahlentherapie, Radiologische Onkologie. 4. Aufl. Berlin: Springer; 1996

[32] Schmiegel W et al. S3-Leitlinie Kolorektales Karzinom. Z Gastroenterol 2008; 46: 799 – 840

[33] Schober O, Heindel W. PRT-CT (RRR). Thieme 2007

[34] Schuler A, Rettenmaier G, Seitz K. Klinische Sonographie und sonographische Differenzialdiagnose. 2. Aufl. Thieme 2007

[35] Stein H. Die neue WHO-Klassifikation der malignen Lymphome. Pathologe 200; 21: 101 – 105

[36] Stöver I, Feyer P. Praxismanual Strahlentherapie. Berlin: Springer; 2010

[37] Wannenmacher M, Debus J, Wenz F. Strahlentherapie. Berlin: Springer; 2006

[38] Washington CM, Leaver DT. Principles and Practice of Radiatio Edition. St. Louis, Missouri: Mosby 1997: 572–588
[39] Wittekind C, Meyer HJ. TIVM: Klassifikation maligner Tumoren. 7. Aufl. Weinheim: Wiley-VCH; 2010
[40] Wittekind C, Wagner G. TNM, Klassifikation maligner Tumoren. 5. Aufl. Berlin: Springer; 1997

Sachverzeichnis

E

F

G

H

I

J

K

L

Q

R

S

T

U

V

W

X

Y

Z